Ab**nehmen in** Essen

Karin Schramm

Ab**nehmen in** Essen

vgs

Die Deutsche Bibliothek – CIP-Einheitsaufnahme

Schramm, Karin:
Abnehmen in Essen / Karin Schramm. - 1. Aufl. - Köln: vgs, 2001
ISBN 3-8025-1456-4

Das Buch »Abnehmen in Essen« entstand nach der gleichnamigen Dokumentar-Serie von Claudia Richarz und Carl-Ludwig Rettinger, produziert von Lichtblick Film und Fernsehproduktion GmbH im Auftrag von Arte und WDR.

© LICHTBLICK 2001

1. Auflage 2001
© der Buchausgabe: Egmont vgs verlagsgesellschaft, Köln
Alle Rechte vorbehalten.
Produktion: Annette Hillig
Umschlaggestaltung: Sens, Köln
Titelfoto: © Hendrik Lietmann
Layout und Satz: Metzgerei Strzelecki, Köln
Druck: Pustet, Regensburg
Printed in Germany
ISBN 3-8025-1456-4

Besuchen Sie unsere Homepages im WWW:
www.vgs.de
www.abnehmen-in-essen.de

Inhalt

Das starke Team — 9

Der Schwur — 17

Abschied aus dem Schlaraffenland — 33

Balsam für die Seele — 49

Hochzeit und Milchschnitten-Alarm — 69

Ein großer Auftritt und jede Menge Aufregung — 83

Alles wird anders, nur die Pfunde bleiben — 97

Jammertal und Höhenflug — 115

Des einen Freud ist des anderen Leid — 129

Das ABC des Abnehmens — 140

Rund fünfzig Millionen Deutsche wollen abnehmen, doch nur die wenigsten schaffen es – trotz Fitnessstudios und einer mittlerweile kaum noch überschaubaren Vielzahl an Diätmöglichkeiten. Einige Kilos abzuspecken mag bei dem einen oder anderen ja noch gelingen, doch wer ein starkes Übergewicht auf Dauer reduzieren möchte, muss sein ganzes Leben verändern – und das ist alles andere als einfach.

Vor genau dieser Aufgabe jedoch standen fünf lebensfrohe Frauen aus Essen an Silvester 1998. Jede von ihnen brachte deutlich mehr als hundert Kilo auf die Waage und fühlte sich nicht mehr so richtig wohl in ihrer Haut.

Doch das sollte sich ändern. Gemeinsam wollten sie abnehmen, sich gegenseitig durch die unweigerlich zu erwartenden Krisen helfen und sich mit möglichst viel Spaß und Lebensqualität in schlanke, ranke Traumfrauen verwandeln. Traumfrauen waren sie zwar auch so schon, doch nun wollten sie ihren Wunschvorstellungen auch äußerlich noch näher kommen.

Als sie gemeinsam zum Jahreswechsel auf eine ›leichtere‹ Zukunft anstießen und sich auf ein neues, schlankes Leben einschworen, lag ein langer und beschwerlicher Weg vor ihnen: Magerquark statt Sahnesoße, Rohkost statt Süßigkeiten, Jogging statt stundenlanger Fernsehabende auf der Couch. Currywürste, Pommes und Döner, bisher zu absoluten Lieblingsspeisen erkoren, sollten ab sofort auf dem Index stehen. Auch zuckersüße Trösterchen für die großen und kleinen Kümmernisse des Alltags waren passé.

Das Leben jeder einzelnen der fünf Frauen wurde entrümpelt und umgekrempelt. Die eine baute ein Haus, eine andere fand ihren Traummann, heiratete und wurde schwanger.

Alle kamen an ihre Grenzen und mussten lernen, darüber hinauszugehen. Sie dachten ans Aufgeben, waren verzweifelt, doch sie setzten ihren Kampf trotzdem fort...

Sie entwickelten sich weiter, veränderten sich nicht nur äußerlich, erlebten Triumph und Niederlage und halfen sich immer wieder gegenseitig über den schlimmsten Frust hinweg.

Mit den schwindenden Pfunden lernten sie bisher verborgene Seiten und Talente an sich kennen und gewannen neues Selbstbewusstsein.

Doch jede für sich lernte auch ihre ganz persönlichen Schwächen und heimlichen Ängste kennen. Bald waren sie eine eingeschworene Gemeinschaft, die keine Tabus kannte.

Gespräche über Schönheitsideale und Männer gehörten für die fünf starken Frauen ebenso zu ihrer Diät wie genussvolles, gelegentliches Über-die-Stränge-Schlagen und die Erkenntnis, dass ein Leben mit weniger Kilos nicht unbedingt leichter wurde.

Susanne, Sabina und die drei Heikes haben die Zeit ihrer Diät genutzt, um sich selbst besser kennen zu lernen und – allen Widrigkeiten und Hindernissen zum Trotz – mehr oder weniger abzunehmen.

Das **starke Team**

Diese fünf Frauen aus Essen wollten es wissen und sagten ihren überflüssigen Pfunden den Kampf an – in einem Jahr wollten sie ihrem Traumgewicht näher kommen.

Susanne Begic (37)

ist die älteste Schwester von Sabina. Sie mag Partys, Simply Red, Feuerwerk, Kaminfeuer, Kevin Costner, Abenddämmerung, blühende Magnolien und die Fußbroichs. Sie ist in einer Clique, die zusammen kocht, Fußballspiele anschaut und ins Kino geht.

Im Restaurant der Begic-Familie kennt sie jeden Stammgast, dirigiert das Küchenpersonal und die Kellner. Natürlich gibt es dort mächtige Portionen, mit denen der Stress kompensiert wird.

Aber die eigentlichen Essattacken kommen eher danach, wenn sie zu Hause ›nachlegt‹. Susanne hat bei einer Kur schon einmal einundvierzig Kilo abgespeckt, dann aber wieder zugenommen.

Ihre Diät-Methode: Ernährungsumstellung, aber sich trotzdem ab und zu etwas gönnen, Sport (Walking, Radfahren). Ihr Motto lautet: »Das Ziel nie zu hoch stecken.«

Zu Beginn der Dreharbeiten wiegt sie 157,4 kg.

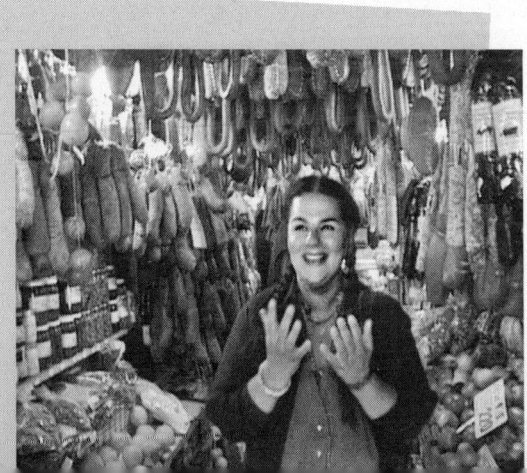

Sabina Begic *(30)*

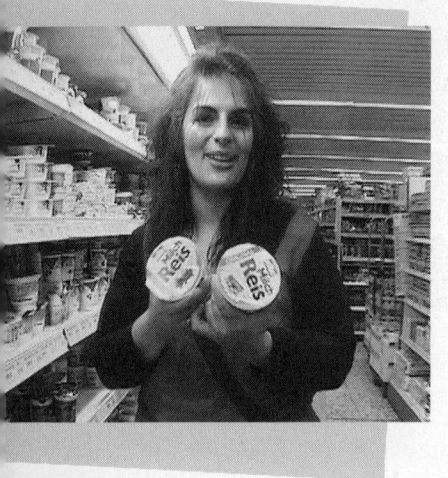

Susannes Schwester, ist offen, direkt und sehr gefühlsbetont. Sie arbeitet auch in einem der beiden Restaurants der Familie – oft bis spät in die Nacht. Nur selten kommt sie dazu, unabhängig von Familie und Arbeit, allein auszugehen.

Sabina würde gerne heiraten und Kinder bekommen, hat den ›Richtigen‹ aber noch nicht gefunden und glaubt, dass das an ihrem Übergewicht liegt. Sie meint, sie werde »glücklicher, zufriedener und selbstbewusster« sein, wenn sie abgenommen habe.

Ihre Diät-Methode: einfach weniger essen und – mehr oder weniger – regelmäßig ins Fitnessstudio gehen.

Ihr Motto: »Ich will abnehmen, ich werde abnehmen, mich wohl fühlen und meinen Körper lieben wie meinen Geist.«

 Zu Beginn der Dreharbeiten wiegt sie 108,7 kg.

Heike Mais (34)

ist verheiratet, hat eine Tochter (bei Drehbeginn fünf Monate alt) und ist ziemlich eingespannt in Haushalt und Babybetreuung. Im Frühjahr 1999 beginnen sie und ihr Mann außerdem mit dem Bau eines lange geplanten Eigenheims.

Vor der Geburt ihrer Tochter arbeitete Heike zehn Jahre lang in der Telefonzentrale eines großen Kaufhauses. Dort lernte sie auch die anderen Heikes kennen und freundete sich mit ihnen an.

Ihre Gründe für den Wunsch, dünner zu werden, beschreibt sie so: »Weil ich mir zu blöd vorkomme. Dieses Schnaufen, Ächzen, und selbst wenn du dich mal gut fühlst an einem Tag, spätestens wenn du an einem Spiegel vorbeikommst, reicht es dir.«

Ihre Diät-Methode: Den Kurs ›Abnehmen mit Vernunft‹ wiederholen. Dort werden die Kalorien genau ausgerechnet, und man erhält Anleitungen und Tipps für gesunde Ernährung.

Zu Beginn der Dreharbeiten wiegt sie 102,7 kg.

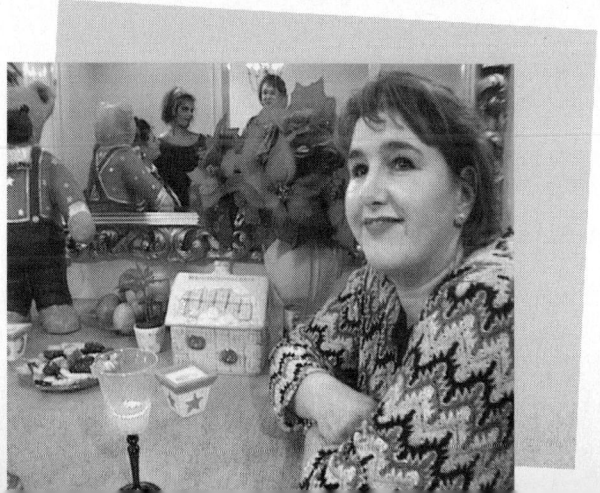

Heike Hazime (37)

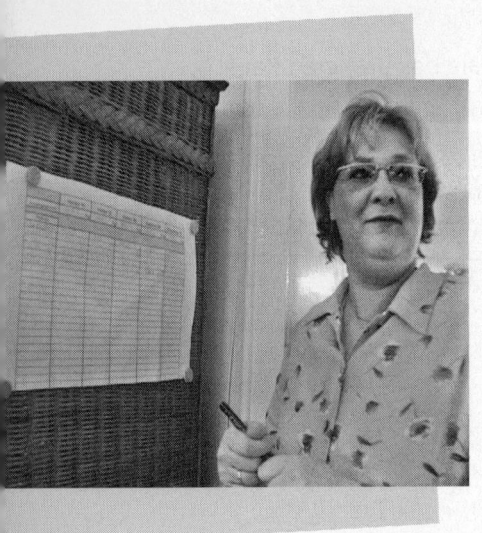

ist mit einem Libanesen verheiratet, die beiden haben keine Kinder. In ihrer Freizeit singt sie in einem Gospelchor und hilft beim Kindergottesdienst in einer Freikirche mit. Sie arbeitet als Telefonistin im gleichen Kaufhaus wie die beiden anderen Heikes.

Ihre Leidenschaft gilt der englischen Sprache, die sie gerne perfekt beherrschen möchte. Sie fährt jedes Jahr nach Amerika und führt eine rege Korrespondenz mit einigen Bekannten dort.

Heike H. ist ein sehr fröhlicher Mensch, woran auch ihr Übergewicht nichts ändert.

Sie will abnehmen, weil sie sich dünn attraktiver findet. Als sie ihren Mann kennen gelernt hat, trug sie Kleidergröße 40/42 – und da will sie wieder hin.

Ihre Diät-Methode: Sie isst weniger und achtet darauf, dass es keine Sachen gibt, die dick machen.

Zu Beginn der Dreharbeiten wiegt sie 107,8 kg.

Heike Siepermann,
geborene Stöppler (26)

arbeitet ebenfalls in der Telefonzentrale des besagten Kaufhauses. Sie ist selbstbewusst, lebensfroh, geht gerne aus und ist jederzeit für einen Flirt zu haben.

Nicht wenige Männer finden sie trotz (oder wegen) ihrer üppigen Formen ziemlich attraktiv. Ihr größter Wunsch ist es, zu heiraten und Kinder zu haben.

Sie will nur für sich ganz persönlich abnehmen und nicht, um einem Schönheitsideal zu entsprechen, denn sie ist der Meinung, wer sie dick nicht will, der bekommt sie auch dünn nicht.

Ihre Diät-Methode: Weniger und gesund essen, dazu möglichst viel Sport treiben (Fitnessstudio und Schwimmen).

Zu Beginn der Dreharbeiten wiegt sie 111 kg.

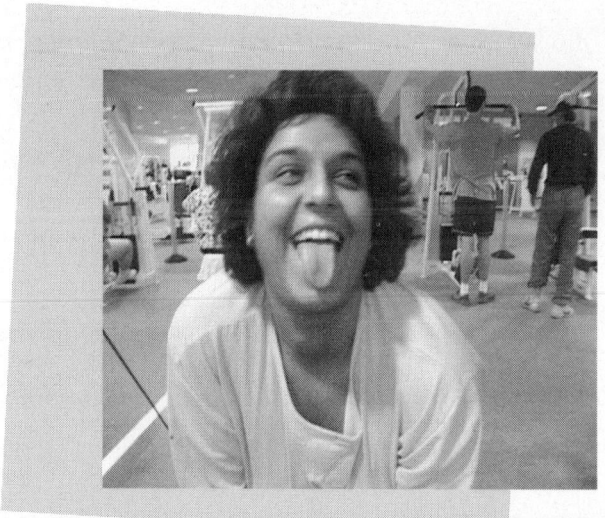

Der **Schwur**

> **Es gibt Schlüsselbeine, und die möchte ich unbedingt einmal sehen... Wenn das geschafft ist, mache ich eine ›Schlüsselbein-Party‹!**
>
> *Susanne*

Silvester, das ist für viele Menschen die Nacht der guten Vorsätze. Auch für Susanne, Sabina und die drei Heikes, fünf ›dicke‹ Freundinnen aus Essen, war klar: Ab sofort sollte ihr Leben anders werden. Die Zeit der überflüssigen Kilos, die üppigen Jahre sollten endgültig der Vergangenheit angehören. Deshalb schlossen sie einen feierlichen Pakt – zusammen wollten sie es schaffen, gemeinsam wollten sie abnehmen.

Und wie man das am besten machte, war jeder Einzelnen von ihnen bestens bekannt – denn sie alle hatten bereits reichlich Diäterfahrung. Fast alles, was es auf diesem Gebiet auszuprobieren gab, hatten sie schon versucht. Und einige Male hatte es auch geklappt: Die Kilos waren dahingeschmolzen.

Die Freude darüber hielt allerdings niemals lange an, denn der hinterhältige Jojo-Effekt schlug jedes Mal grausam zu – und schon nach wenigen Monaten wogen die Ladys mehr als jemals zuvor.

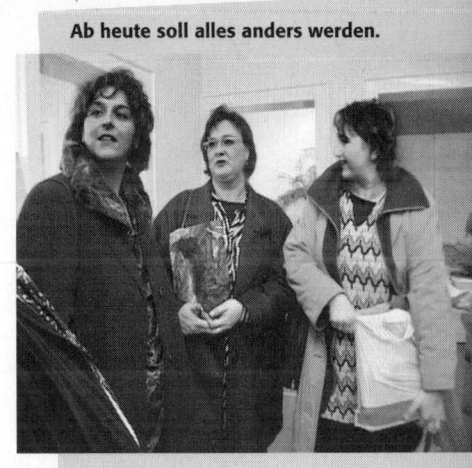

Ab heute soll alles anders werden.

Diesmal aber sollte alles anders sein, denn gemeinsam wollten sie dem Kilo-Grauen ins Auge schauen und den Versuchungen, die an jeder Straßenecke und in jedem Supermarkt lauerten, widerstehen.

Doch das allein würde natürlich nicht ausreichen. Und so hieß die Devise für die lebenslustigen Frauen: Nicht nur weniger, sondern auch bewusster essen und sich viel mehr bewegen.

Beim ersten Erfahrungsaustausch stellten die fünf schnell fest, dass ihr bisheriges Essverhalten, dem sie nicht nur überflüssige Kilos, sondern auch eine Menge Frust zu verdanken hatten, ziemlich ähnlich war.

Schon beim allmorgendlichen Frühstück begann zum Beispiel für Heike S. das Dilemma. Sie liebte es, sich das Aufstehen ein bisschen zu versüßen, zum Beispiel mit einem Croissant. Wenn sie genussvoll in den zwar ziemlich fettigen, aber auch leckeren Blätterteig biss, war der Tag schon beinahe gerettet. Doch dann fiel ihr siedend heiß ein, wie viele Kalorien das köstliche Häppchen hatte, und der Appetit war ihr verdorben – oder wurde zumindest durch ein ziemlich schlechtes Gewissen getrübt.

So konnte es einfach nicht weitergehen, denn mit ihren sechsundzwanzig Jahren brachte sie immerhin stolze 111 Kilogramm auf die Waage. Heike S. wollte endlich schlanker werden – und es auch bleiben.

Genauso erging es ihren vier ›dicksten‹ Freundinnen: zwei Kolleginnen, die beide nicht nur ebenfalls mit Vornamen Heike hießen, sondern auch wie sie über hundert Kilo wogen. Und dann waren da noch zwei Frauen, die etwas ändern wollten: die Schwestern Susanne und Sabina Begic. Auch sie hatten die Nase gründlich voll von ihren üppigen Formen.

Für die beiden war es besonders schwer, gegen die überflüssigen Pfunde anzugehen, denn sie arbeiteten in den Restaurants ihrer Eltern und wollten nun, umgeben von deftigen Genüssen, auf diese Speisen – fast – verzichten.

Bei Susanne war die Angst vor den Heißhungerattacken, die sie mit schönster Regelmäßigkeit überfielen, schon so groß, dass sie sich kaum noch aus dem Haus traute. ›Bloß nicht in Versuchung geraten‹, so lautete ihre Devise. Das war allerdings leichter gesagt als getan.

Nun sollte jedoch alles anders werden. Der Entschluss war gefasst, der Anfang somit gemacht. Aber gute Vorsätze allein reichten natürlich nicht aus.

Das Ziel nicht zu hoch stecken

Sabina hatte sich fest vorgenommen, nicht wieder in die ›Kurzzeit-Falle‹ zu tappen. Auch sie hatte schon oft vergeblich versucht abzunehmen, doch diesmal änderte sie ihre Einstellung grundsätzlich und ging ganz anders an die Sache heran. »Früher habe ich mich ständig selbst unter Druck gesetzt, mir zum Beispiel gesagt: ›Noch zwei Monate bis zu deinem Geburtstag, bis dahin könntest du locker fünfzehn Kilo abnehmen.‹ Mal für eine Party, Weihnachten oder sonst einen Event. Es hat mich jedes Mal zurückgeworfen, am Tag X hatte ich immer etwas zugenommen.«

Diesmal sollten die Kilos langsam und kontinuierlich verschwinden. Von Rückschlägen wollte sie sich nicht gleich entmutigen lassen.

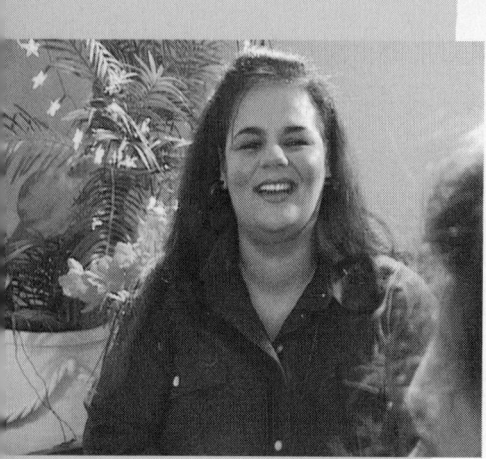

Susanne hat ehrgeizige Ziele.

Auch ihre Schwester Susanne ging realistisch an die Diät heran. Ein paar Leckereien konnte sie definitiv nicht vom Speiseplan streichen und wollte es auch gar nicht. »Auf Döner werde ich auch während meiner Diät nicht verzichten, das sage ich jetzt schon. Das esse ich einfach am megaliebsten...«

Mit Heißhungerattacken würde in dem Jahr, das vor ihnen lag, jede der Frauen zu kämpfen haben. Bei der einen war es ein Döner, bei der anderen Milchschnitten-Alarm, bei der Dritten der Milchreis... Kleine Sünden waren erlaubt, sollten aber in Maßen und ganz bewusst genossen werden.

Insgesamt stand fest: Ohne langen Atem und eine echte Ernährungsumstellung ging gar nichts. Diese Erfahrung hatten auch Heike M. und Heike H. schon gemacht. Da diverse Huschhusch- oder Extrem-Diäten fehlgeschlagen waren, gefiel ihnen die Idee, das gemeinsame Projekt über mindestens ein Jahr laufen zu lassen – mit ständiger gegenseitiger Kontrolle. Wenn man sehen würde, wie bei den anderen die Pfunde purzelten, wäre natürlich auch der eigene Ehrgeiz geweckt...

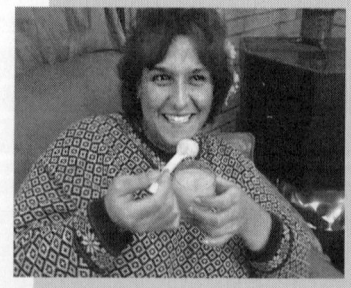

Auch gesunde Sachen schmecken.

Ziele klar formulieren

Susanne wusste genau, was ihr Ziel war: Sie wollte endlich einmal ihre Schlüsselbeine sehen, die sie bislang lediglich ertasten konnte. Bei anderen Frauen fand sie es immer ganz toll, wenn sie ein schönes Dekolleté zeigten – und dazu gehörte für Susanne eben auch der Anblick von Schlüsselbeinen.

Doch der Weg dorthin war lang und mit vielen Entsagungen gepflastert – auch das wusste Susanne nur zu gut. Weil ihr ein bisschen mulmig zumute war, griff sie noch einmal so richtig zu. »Ich weiß nicht, es ist, als ob ich mich von allen meinen Freunden verabschieden möchte.« Mandeln und Plätzchen, da gab es noch einmal alles, was das Herz begehrte, und das direkt in Hülle und Fülle.

Sich der Wahrheit stellen – rauf auf die Waage

Die Wohnung von Sabina wurde in der Nacht vom 31.12.1998 auf den 1.1.1999 zum Schauplatz einer ungewöhnlichen Verschwörung: Sabina und Susanne hatten ihre Freundin Heike Stöppler eingeladen, und die brachte noch zwei Kolleginnen mit, mit denen sie nicht nur die Arbeit verband. Die drei waren in der Telefonzentrale eines großen Kaufhauses angestellt, hießen jede Heike und trugen einige Kilos zu viel mit sich herum. Nach der herzlichen Begrüßung kamen sie natürlich schnell zu dem Thema, das sie alle beschäftigte: das Essen!

Noch ein bisschen verlegen griff Heike S. zu den Dominosteinen, Susanne zu den Lebkuchen, und auch die anderen drei langten erst einmal zu.

Dann beschlossen die fünf Frauen, sich noch ein wenig Mut anzutrinken für den mit großem Unbehagen erwarteten Gang auf die Waage. Es war ein nicht zu leugnender und ausgesprochen gewaltiger Unterschied, zu wissen, dass man ein paar Pfunde zu viel hatte – und es dann in konkreten Zahlen schonungslos vor Augen zu haben. Die Waage war grausam und kannte kein Erbarmen.

Damit alles seine Ordnung hatte und jede ihre zu erhoffende persönliche Erfolgskurve jederzeit vor sich sehen konnte,

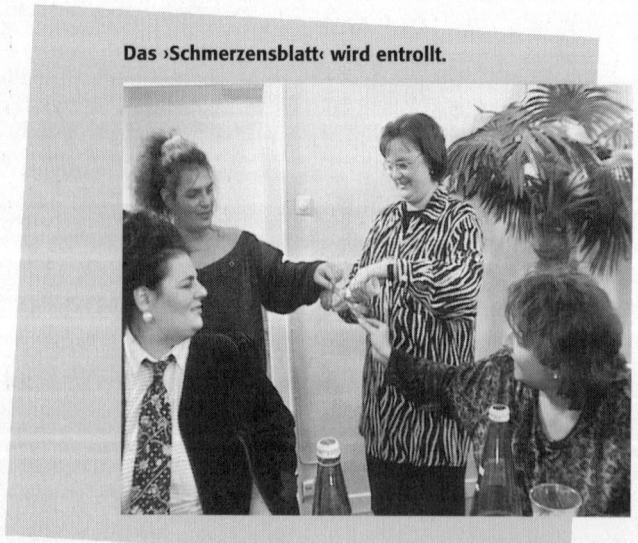

Das ›Schmerzensblatt‹ wird entrollt.

hatte sich Heike H. etwas ganz Besonderes einfallen lassen: das ›Schmerzensblatt‹. Das war eine Tabelle, auf der alle fünf Namen standen und in die bei jedem Wiegen das aktuelle Körpergewicht eingetragen wurde. Schließlich ging es darum, einen ernsthaften Diätversuch zu unternehmen, der über ein ›Ich habe irgendwie das Gefühl, ich bin schlanker geworden – sieht man schon was?‹ hinausging. Doch das Schmerzensblatt sollte nicht nur – als unbestechliche und neutrale Instanz – der Kontrolle dienen, sondern auch zum Weitermachen motivieren.

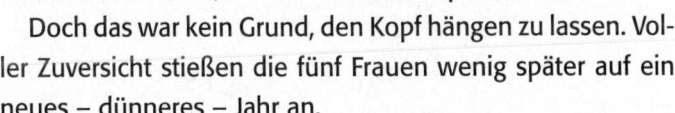

Auf Döner werde ich auch während meiner Diät nicht verzichten, das sage ich jetzt schon. Das esse ich einfach am megaliebsten...

Susanne

Sabina fasste die Waage nur mit spitzen Fingern an, als sie das ›Teufelswerk‹ aus dem Bad ins Wohnzimmer trug, denn auch der eigentliche Akt des Wiegens sollte natürlich vor aller Augen stattfinden. Schummeln galt nicht!

Und dann, wenige Minuten später, hatten sie es alle schwarz auf weiß. Heike H. wog 107,8 Kilo, Heike S. 111. Heike M. brachte 102,7 Kilo auf die Waage, Sabina 108,7, und Susanne war mit stolzen 157,4 Kilo die absolute Spitzenreiterin.

Doch das war kein Grund, den Kopf hängen zu lassen. Voller Zuversicht stießen die fünf Frauen wenig später auf ein neues – dünneres – Jahr an.

Susanne war eigentlich ein echter »Profi«, wenn es ums Abnehmen und Zunehmen ging. So hatte sie im September 1998 ein Gewicht von 184,5 Kilo erreicht. Aber in den wenigen Monaten bis zu den Dreharbeiten, die Silvester desselben Jahres begannen, hatte sie bereits stolze 27 Kilo verloren. »Ich habe im Leben bestimmt über 650 Kilo ab- und zugenommen. Hallo, Jojo-Effekt! Mein Körper sagt danke.«

Der Jojo-Effekt – das war ein gefürchtetes Phänomen, mit dem auch Heike H. und Sabina bereits unangenehme Bekanntschaft gemacht hatten. Und sie erkannten: Nicht die Diät war der Schlüssel zum Erfolg, sondern die Ernährungsumstellung, um das erreichte Gewicht dann auch halten zu können.

Nur Heike M. (sie nahm 14 Kilo in einem halben Jahr ab) und Heike S. (sie verlor 53 Kilo in zwei Jahren) hatten in Sachen Abnehmen schon mal gute Erfahrungen gemacht – und mit vereinten Kräften wollten sie auch diesmal ein durchschlagendes Ergebnis erzielen.

Bewusst einkaufen

Einkaufen war für die drei Heikes, Susanne und Sabina eigentlich immer ein reines Vergnügen gewesen. Alles, was das Herz begehrte, wurde eingetütet und wanderte dann recht bald auf den Teller oder in den Kochtopf.

Doch nun waren die Zeiten vorbei, in denen die fünf Frauen den Einkaufswagen ganz nach Lust und Laune mit Sachen voll stopfen konnten.

Ab sofort hieß das Motto ›Bewusst einkaufen‹, und das bedeutete: Auf jedem Produkt die Zutatenliste genau studieren, denn dort versteckt sich so manche Kalorie.

Kritisch beäugte Heike H. den Joghurt in ihrer Hand, drehte und wendete ihn, bis sie gefunden hatte, was sie suchte: 4,6 Gramm Fett auf hundert Gramm Inhalt, stand dort zu lesen. Für den Joghurt bedeutete dies, dass er vor Heike H.s Augen keine Gnade fand und zurück ins Kühlregal wanderte. Stattdessen griff sie zu einer Packung Magerquark. »Dann esse ich lieber nachher eine Scheibe Brot mit diesem Quark. Der hat ganz wenig Kalorien. Den haben wir letztens auch gehabt – nur zwei Gramm Fett. Der ist probiotisch und soll gleichzeitig angeblich verdauungsfördernd sein.«

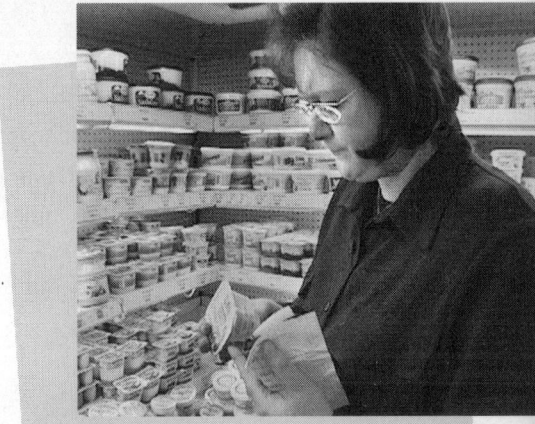

Heike H. studiert die Zutatenliste.

Diese Art des Einkaufens hatte zwangsläufig zur Folge, dass nicht einfach gegessen wurde, worauf man gerade Lust hatte. Ganz im Gegenteil: ›Bewusst genießen‹ lautete nun die neue Devise. Und das hieß nicht nur, genau zu überlegen, was man aß, sondern auch wann und wie viel.

Um den Überblick nicht zu verlieren und immer alles genau nachvollziehen zu können, machte Heike H. das einzig Richtige: Sie führte ab sofort Buch über das, was sie jeden Tag zu sich nahm.

Die kleinen, klammheimlichen Häppchen, schnell zwischendurch genossen, an die man sich nachher kaum noch erinnerte, die sich aber leider durch weitere Pölsterchen so unangenehm und vor allen Dingen nachhaltig bemerkbar

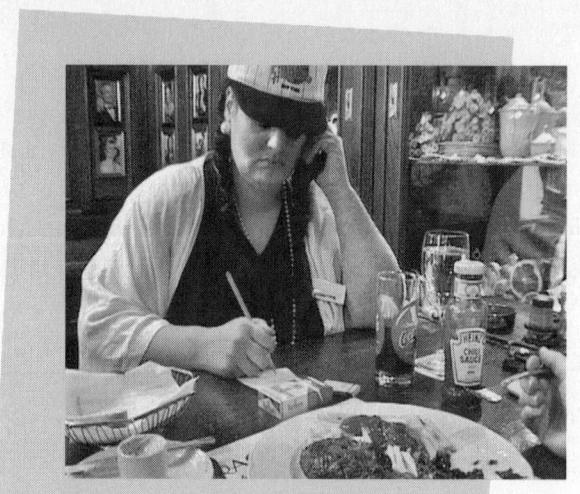
Versuchungen lauern überall.

machten – das alles war bis auf Weiteres gestrichen, denn ein gewisses Maß an Disziplin musste sein, wenn die Pfunde schwinden sollten.

Doch natürlich war das leichter gesagt als getan – und nicht immer gelang es, den guten Vorsatz auch in die Tat umzusetzen. Genau aus diesem Grund schob Sabina Frust, denn sie war einem hemmungslosen Einkaufsflash erlegen. Und nicht nur das, sie hatte all die Leckereien auch direkt aufgegessen. Dabei hatte sie eigentlich nur eine Büchse Kondensmilch für den Kaffee kaufen wollen. »Ja, das war dann wieder der Tod ... Ich kann noch nicht einmal Dosenmilch einkaufen gehen, ohne Gefahr zu laufen, dass ich dann wieder zuschlage in irgend so einem Supermarkt ... Ja, und alles auch wieder vernichte, direkt am ersten Tag. Das ist immer so. Also, man kann mich einfach nicht losschicken zum Einkaufen. Das geht nicht.«

Dieses Erlebnis war ein echter Tiefschlag für Sabina, denn sie hatte wie schon so oft den Kampf gegen die vielen Versuchungen verloren, die dort draußen in der Welt der Lebensmittelläden auf sie lauerten. Doch schließlich nahm sie es als Ansporn, sich endlich von diesem Verhalten, das sie selbst nicht an sich mochte, zu befreien. Irgendwann würde sie stärker sein als diese Sucht – und eine Sucht war es, unter der sie litt.

Bewegen, auch wenn es schwer fällt

Ohne Sport ging gar nichts, das war für alle fünf Frauen zunächst eine bittere Pille, die sie nur ungern schluckten. Susanne fiel die neue Betätigung besonders schwer, denn sie wog am meisten, und nicht jede Art der Bewegung war für sie unbedenklich.

Trotzdem ließ sie sich nicht entmutigen und machte sich regelmäßig auf ihre Walk-Strecke. »Das Gemeine ist, erst nach

> *Dicke Leute sollen eigentlich nicht joggen, sondern walken – weil beim Joggen die Gelenke zweieinhalbmal oder dreieinhalbmal so stark belastet werden wie normal.*
>
> Susanne

> **Wenn man einmal zehn Männer befragen würde, ich wette mit dir, sieben würden sagen: ›Meine Frau muss schlank sein.‹ Bestimmt!**
>
> Heike H.

zwanzig Minuten fängt der Körper an, Fett zu verbrennen und sich nicht mehr aus der Leber und aus den Muskeln zu bedienen.«

Es dauerte etwas, bis sich die Frauen mit dem Gedanken an regelmäßigen Sport angefreundet hatten und sich jede ganz persönlich für eine Bewegungsart entschieden hatte, die ihr gefiel. Nachdem Heike S. und Sabina den ›inneren Schweinehund‹ überwunden hatten, gingen sie in ein Fitnesscenter, um sich dort abzurackern.

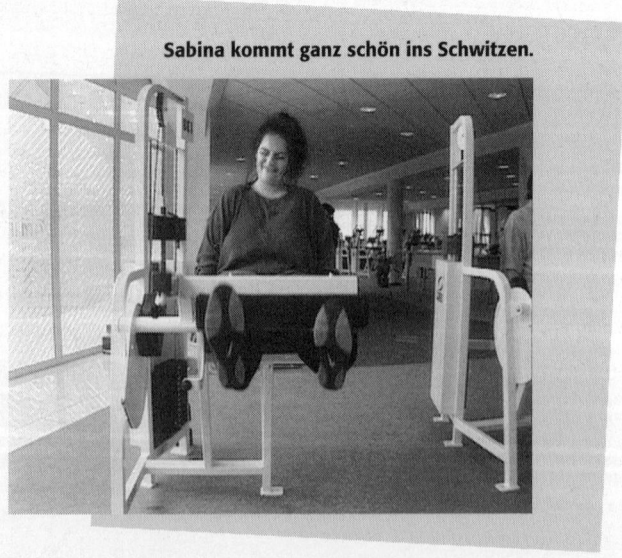

Sabina kommt ganz schön ins Schwitzen.

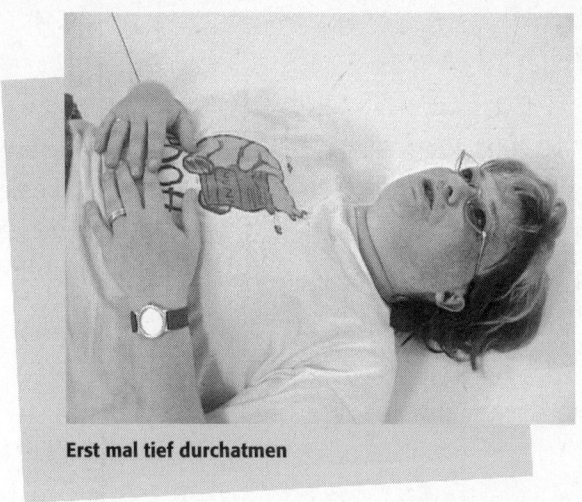

Erst mal tief durchatmen

Zu ihrer Überraschung stellten alle fünf schon bald fest, dass ihnen die ganze Sache Spaß zu machen begann.

Natürlich machten die Frauen, wenn sie ehrlich waren, ihre Diät nicht nur, um schlanker und damit fitter zu werden – auch die Eitelkeit spielte bei ihrer Entscheidung eine große Rolle. Denn so richtig wohl fühlten sie sich nicht in ihrer Haut. Die Pfunde erwiesen sich als bösartiges Gift in Sachen Selbstbewusstsein. Besonders wenn es darum ging, Männer kennen zu lernen – näher kennen zu lernen –, waren sie äußerst hinderlich. Heike H. brachte es auf den Punkt. »Wenn ich jetzt jemanden kennen lernen müsste, denke ich, dass da einige dabei wären, die sagen würden: ›Nein, so eine Dicke... im Leben nicht!‹ Ich glaube schon, dass das mit der Sexualität eine große Rolle spielt. Wobei ich ehrlich sein muss – ich möchte auch keinen fetten Mann haben.«

Abschied aus dem Schlaraffenland

Nach sechs Wochen trafen sich die fünf Frauen wieder – zum gemeinsamen Wiegen. Die Nervosität war groß, denn natürlich wollte jede von ihnen wissen, ob sich die Schinderei der letzten Wochen gelohnt hatte. Und tatsächlich: Die Waage, sonst gefürchtetes Terrorinstrument, wurde zum Podium eines triumphalen Erfolges: Alle hatten abgenommen.

Susanne war beeindruckende vierzehn Kilo leichter geworden – und damit für dieses Mal die erklärte Abnehmkönigin. Allerdings hatte sie zu Beginn des Experiments auch die meisten Pfunde aufgewiesen.

Doch auch bei den vier anderen herrschte eitel Freude und Sonnenschein, was zur Folge hatte, dass die Frauen nun ein bisschen übermütig wurden. Schon setzten sie sich voller Euphorie neue Ziele – Ziele, an deren Erreichen sie zuvor niemals gedacht hätten.

Die Erfolgsfalle – Jetzt bloß nicht nachlassen

Gerade dann, wenn sich erste, lang ersehnte Erfolge einstellten, plötzlich alles ganz einfach und schnell zu gehen schien, drohte eine hinterhältige Fehleinschätzung.

Plötzlich flüsterte einem ein kleines Teufelchen, das irgendwo im Hinterkopf zu sitzen schien, boshafte Lügen ins Ohr. Die hörten sich dann in etwa so an: »Es ist doch gar nicht so schlimm, wenn du heute mal nicht zum Sport gehst. Es

> *Ich fange jetzt an, meinen ganzen Körper ganz anders zu erleben, und merke, dass ich wieder eine Taille bekomme ...*
>
> — *Susanne*

macht sich bestimmt nicht bemerkbar, wenn du einen einzigen Tag ein bisschen sündigst ...«

Das war gefährlich! Wenn man nur ein wenig nachließ, hatte das fatale Folgen, denn der gefürchtete Jojo-Effekt lauerte bereits.

Doch Susanne, Sabina und die drei Heikes machten es richtig: Sie blieben eisern, entsagten lockenden Verführungen und stürzten sich voller Elan in neue Aktivitäten.

Mit Feuereifer begann Sabina mit einem verstärkten Training im Fitnessstudio. Neidisch musterte sie die junge Frau, die auf dem Fahrrad neben ihr schwitzte – doch dann lachte sie voller Optimismus. »So wie die neben mir – so ein knappes T-Shirt werde ich auch irgendwann einmal anziehen.«

Und Sabina merkte nicht nur, dass ihr das Training gut tat, sondern das Ganze hatte auch noch einen angenehmen Nebeneffekt.

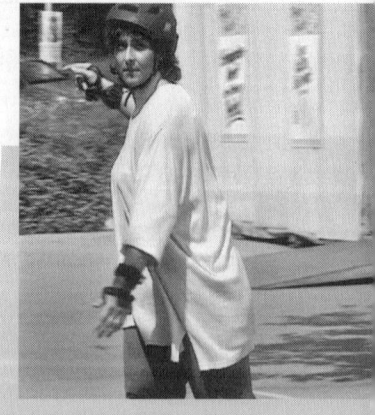

Beim Skaten fühlt sich Heike S. federleicht.

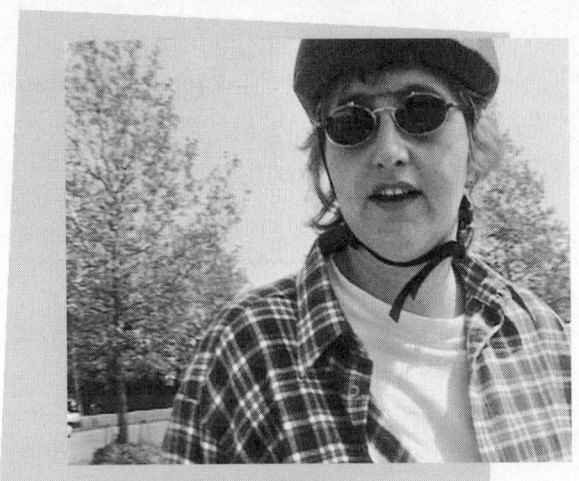
Auch das Outfit muss stimmen.

»Das ist schon klasse. Man hat weniger Hunger, beziehungsweise man will weniger essen, weil man viel für sich getan hat. Es wäre zu schade, wenn man sich nach einem guten Training wieder voll stopfen würde. Das ist alles nur psychologisch. Alles!«

Und auch Heike S. und Heike M. packte der sportliche Ehrgeiz. Inline-Skaten hieß ihr neues Hobby. Zuerst standen sie noch etwas wackelig auf den Rollschuhen, doch dann klappte es immer besser und machte richtig viel Spaß.

Überhaupt hatte Heike S. zur Zeit eine absolute Glückssträhne – sie war frisch verliebt, hatte ihren absoluten Traummann Thorsten kennen gelernt und schwebte mit ihm gemeinsam auf Wolke sieben des Entzückens. Er liebte sie so, wie sie war, jedes einzelne Gramm an ihr. Auf diese Weise in ihrem Selbstbewusstsein bestärkt, fiel Heike das Abnehmen umso leichter.

Durchhaltetipp: Sich mal so richtig selbst verwöhnen

Susanne spornte ihr Erfolg derart an, dass sie sich mit einem Kurzurlaub auf Mallorca belohnte. Dort traute sie sich nicht nur an den Strand, sondern widerstand auch den kulinarischen Köstlichkeiten der Insel – selbst da, wo sie sich ihr in voller Pracht und Herrlichkeit präsentierten, ja, ihr sogar griffbereit vor der Nase baumelten. Susanne entdeckte nämlich auf der Baleareninsel ihr ganz persönliches Paradies: einen kleinen Lebensmittelladen, der randvoll angefüllt war mit Würsten und anderen Leckereien, die Susanne sofort das Wasser im Munde zusammenlaufen ließen. Und zu verzichten fiel ihr wirklich nicht leicht. »So stellt man sich doch das Schlaraffenland vor, oder nicht? Und ich bin mittendrin! Ich bin im Schlaraffenland! Na wartet, irgendwann esse ich euch wieder... Dann esse ich keinen Apfel... Ich weiß, ich soll natürlich Äpfel essen. Das soll mich anmachen. Ganz viel Obst und so, aber ich will lieber diese Sachen, die finde ich viel interessanter...«

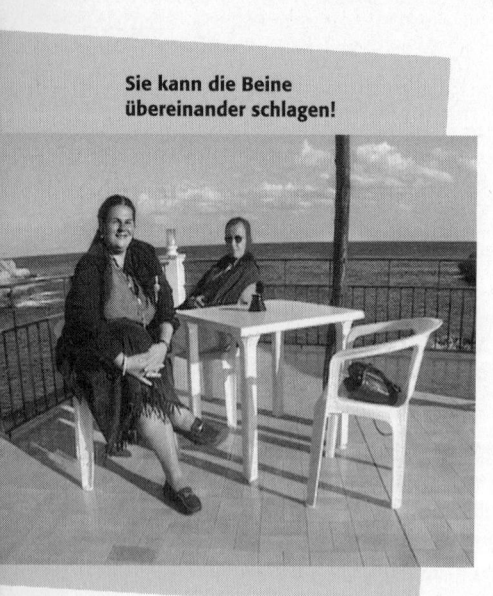

Sie kann die Beine übereinander schlagen!

Nach vielen sehnsüchtigen Seufzern ging sie jedoch trotzdem ganz tapfer, nur mit ein paar Früchten in der Tüte, wieder zurück in die Sonne – und war unglaublich stolz auf sich. Dazu hatte sie auch wirklich allen Grund: Schon zu oft waren die Pfunde zurückgekehrt. Jetzt hießt es: Bloß nicht locker lassen! Jetzt musste um jedes Gramm, das verschwinden sollte, gekämpft werden.

Und Susanne nahm diesen Kampf gerne auf – zumal sie ein ganz besonderes Erfolgserlebnis hatte. Sie konnte plötzlich etwas tun, von dem sie lange Zeit nur hatte träumen können. »Ich habe die Beine übereinander geschlagen. Ich habe das gar nicht bewusst gemacht! Schlanke denken nie darüber nach, was es überhaupt bedeutet, mit übereinander geschlagenen Beinen irgendwo zu sitzen. Es ist einfach... Ich weiß nicht, es ist so fraulich. So fraulich und dazugehörig.«

Neue Energien mobilisieren

Auch Heike M. zeigte bemerkenswerte Disziplin. Der Hausbau bereitete ihr schlaflose Nächte und sorgte für Stress. Doch obwohl ihr am Ende eines arbeitsreichen Tages nach einem deftigen Abendessen zumute war, besuchte sie stattdessen den Kurs »Abnehmen mit Vernunft« des Gesundheitsamtes. Das Angebot verlockender Genüsse, die man im Supermarkt erstehen konnte, wurde dort einer peniblen Prüfung unterzogen – was angesichts des darin enthaltenen Zucker- und Fettgehalts oft ziemlich ernüchternd war.

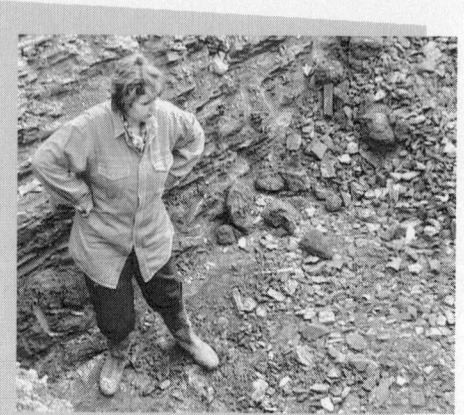
Der Hausbau bringt jede Menge Arbeit.

Als ihre Bemühungen sichtbar Wirkung zeigten, entschied Heike M., dass sie nun eine Belohnung verdient hätte, und kaufte sich einen schicken Blazer.

Voller Stolz machte sie sich in ihrem neuen Lieblingsstück auf den Weg zur Telefonzentrale, wo sie ihre Freundin Heike S. bei der Arbeit wusste.

Natürlich gab es zunächst einmal ein großes Hallo, als die Freundin den Raum betrat. Neidisch begutachtete sie die

> **Esssüchtig bin ich seit ungefähr zehn bis vierzehn Jahren. Es wurde immer schlimmer und immer mehr. Essprobleme habe ich, seitdem ich vierzehn, fünfzehn oder sechzehn Jahre alt bin.**
>
> Sabina

andere. »Darf ich deinen Blazer mal anziehen? Den finde ich total schön. Aber wahrscheinlich bekomme ich ihn über dem Bauch nicht zu.«

Neugierig schlüpfte sie hinein, aber sie hatte Recht – er passte ihr nicht. Heike S. war die Enttäuschung deutlich anzumerken. Heike M. wog 94 Kilo und sie selbst 97 – die verflixten drei Kilo waren schuld daran, dass sie den Blazer nicht tragen konnte. Trotzdem nahm sie diese Erkenntnis mit Humor, denn diese drei Kilo würde sie auch noch schaffen...

Bei Heike S. wurden – nicht nur durch die Diät – ohnehin bereits seit geraumer Zeit ganz neue Energien mobilisiert. Sie fand wieder den Mut zu Dingen, an die sie kaum noch geglaubt hatte. Eigentlich hatte sie sich fest vorgenommen, niemals wieder mit einem Mann zusammenzuleben, doch nun war alles ganz anders gekommen. Thorsten zog bei ihr ein – und Heike war darüber überglücklich. Sie fühlte sich rundum wohl und freute sich auf das Zusammensein mit ihm. Alle Gedanken an Essen rückten da in den Hintergrund.

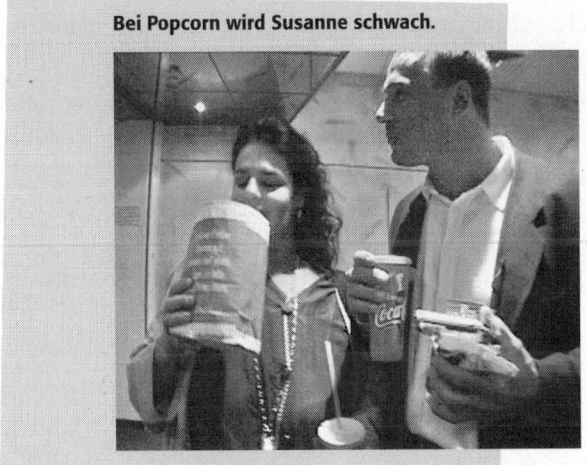

Bei Popcorn wird Susanne schwach.

Durchhalten und sich von kleinen Krisen nicht entmutigen lassen

Keine Diät ohne Krisen: Bei einer der fünf Frauen schlug der Heißhunger durch – Sabina konnte von ihren Lieblingsleckereien einfach nicht lassen. Beim Shoppen landeten immer wieder diese unwiderstehlichen ›Schokowölkchen‹ in ihrem Einkaufswagen. »Zu einem Fressanfall gehören die immer dazu. Ich weiß auch nicht, warum ich zu den Menschen gehöre, die immer von allen Sachen zwei kaufen müssen. Ich hole mir immer zwei Eis aus der Eisdiele, ich hole mir zwei Milchreis... Ich esse auch jedes Mal beide... Ich habe immer das Gefühl, einer reicht auf gar keinen Fall. Der kann nicht reichen. Egal, wie viel anderen Schrott ich noch einkaufe, aber es müssen von allen Sachen immer zwei sein.«

Sabina wusste, dass sie unter Esssucht litt – und das schon seit sehr langer Zeit. Seit der Pubertät griff sie immer wieder zum Essen, wenn sie sich unglücklich fühlte. Die kleinen Leckereien waren ihr Rettungsanker gegen Einsamkeit und Traurigkeit, und dementsprechend kaufte sie auch ein. »Was nicht fehlen darf, sind die zarten Heringsfilets in frischer Sahnesoße. Sie sind der Mega-Knaller. Die esse ich immer mit zwei bis drei Scheiben Stuten, natürlich die ganze 500-Gramm-Packung, damit habe ich überhaupt kein Problem. Weil's so herzhaft ist, esse ich danach meinen Milchreis, ›Schokowölkchen‹ oder was auch immer... Aufmachen und reinhauen!«

Nach solchen Attacken meldete sich dann immer das schlechte Gewissen. Sabina fühlte sich schwach und erst recht unglücklich – und damit schloss sich der Teufelskreis.

Doch nun wusste Sabina, dass sie endlich auf einem besseren Weg war. Sie hatte die Ursache für ihr Verhalten weitgehend durchschaut und damit die Voraussetzung dafür geschaffen, dass nun alles anders werden konnte.

Auch wenn es mit der Selbstdisziplin mal nicht so klappte, nicht gleich den Kopf in den Sand stecken und einfach weitermachen – das war für Sabina eine neue Erfahrung. Sie wollte die Diät unbedingt einhalten, und zu Beginn ging es meist auch ganz gut.

Das Mittagessen war okay gewesen, doch dann konnte Sabina einfach nicht widerstehen und genehmigte sich noch einen Nachtisch, der das Abnehmziel wieder in weite Ferne rückte, denn die Waffel mit Puderzucker und einer krönenden Kugel Vanilleeis passte so gar nicht zum Traum von den schwindenden Pfunden.

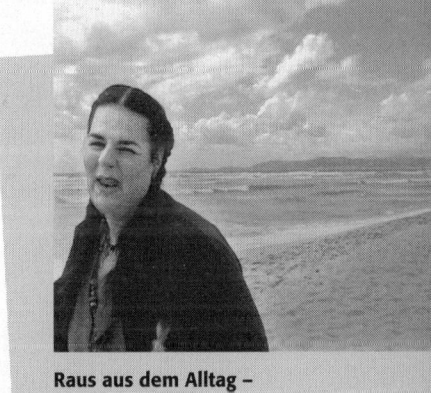

Raus aus dem Alltag – Susanne genießt es.

Jedes Mal, wenn ihr so etwas passierte, ärgerte sich Sabina und machte sich schlimme Vorwürfe. Nachher konnte sie selbst gar nicht mehr verstehen, warum sie schwach geworden war.

Doch diesmal war etwas ganz Entscheidendes anders als bei allen anderen Diäten, die sie bisher gemacht hatte. Sabina schlug zwar ein paar Mal über die Stränge, war dann auch gefrustet, ließ sich aber von diesen Rückschlägen nicht so weit entmutigen, dass sie den Versuch abbrach. Eisern machte sie weiter – und für einen nachhaltigen Erfolg beim Abspecken war das unerlässlich, denn schließlich ging es nicht darum, eine zeitlich befristete Diät durchzuhalten, sondern die eigenen Essgewohnheiten auf Dauer zu verändern. »Wenn ich früher etwas gegessen habe oder zu viel gegessen habe, obwohl ich eigentlich Diät gemacht habe, war das für mich ein totales Versagen, und ich habe meine ganze Diät komplett aufgegeben. Heute ist das ein Tag, der wirklich mies war, der mir auch tagelang hinterherhängt. Ich fühle mich aber nicht so, als hätte ich alles aufgegeben, sondern ich versuche wieder weiterzumachen.«

Damit hatte sie die Voraussetzung geschaffen, diesmal erfolgreich und auf Dauer Pfunde zu verlieren.

Die erste Euphorie nicht überschätzen

Das zweite Wiegen stand an, nun würde sich zeigen, wer nicht nur gute Vorsätze bekundet, sondern auch wirklich konsequent abgenommen hatte. Wieder trafen sich die fünf Frauen in der Wohnung von Sabina. Alle waren gespannt und entsprechend aufgekratzt.

Neugierig beäugte man einander, um festzustellen, ob bei der einen oder anderen schon akuter Gewichtsschwund zu bemerken war.

Irgendwann hielt es Sabina nicht mehr länger aus. Sie wollte das gemeinsame Wiegen endlich hinter sich haben. Tapfer

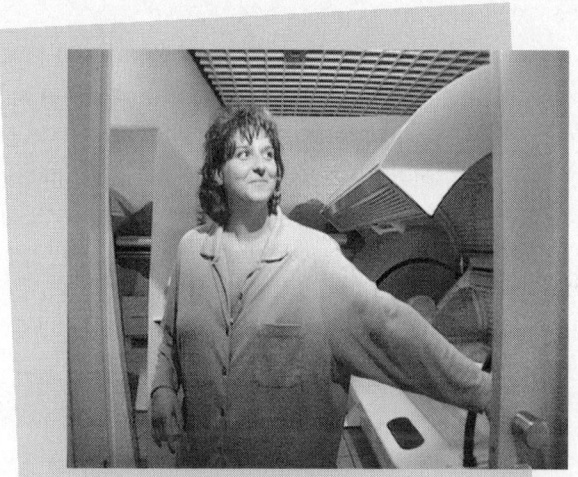

Heike S. verwöhnt sich mit einer Portion Extra-Sonne.

stieg sie als Erste auf die Plattform, die die nüchterne Wahrheit präsentieren würde.

104,6 Kilogramm zeigte die Waage an – das waren 2,4 Kilo mehr als beim letzten Mal. Sabina war entsprechend enttäuscht. Traurig ließ sie den Kopf hängen und verkrümelte sich aufs Sofa. Ihr Frust war umso größer, als Susanne, die sogar noch in Urlaub gefahren war – eine klassische Kilofalle –, trotz allem 9,4 Kilo abgenommen hatte.

Susanne war überglücklich. Und ihre Zuversicht wurde immer größer, denn sie hatte eine neun- bis zehnwöchige Kur genehmigt bekommen. Dort würde sie an einer Diätschulung teilnehmen, ein gezieltes Sporttraining absolvieren und eine psychologische Beratung erhalten. Die Kur war für Susanne eine wichtige zusätzliche Motivation. Sie freute sich schon riesig auf die Zeit, in der sie sich fern vom Alltagsstress einmal ganz und gar auf sich selbst und ihr großes Ziel – das Abnehmen – konzentrieren könnte.

Die anderen vier Frauen freuten sich mit ihr – und hofften auf ein paar neue Anregungen. Vielleicht würde Susanne in der Klinik ein paar Tricks erfahren, die auch ihnen dann beim Abspecken halfen. Neugierig waren sie jedenfalls allemal, wie ihrer Freundin die Kur bekommen würde. Sie drückten ihr die Daumen und wünschten ihr von Herzen Erfolg. Natürlich würden sie sie so bald wie möglich besuchen.

Dann stieg Heike H. auf die Waage, und die zeigte 102,8 Kilogramm an. Das waren 1,3 Kilo weniger als beim letzten Mal – nicht viel, aber immerhin etwas.

Ganz anders sah das bei Heike S. aus. Sie hatte nicht nur 3,7 Kilogramm abgenommen, mit einem Gewicht von 99,6 Kilo war es ihr erstmals seit einer Ewigkeit gelungen, die 100-Kilogramm-Schallmauer zu durchbrechen. Sie stieß einen Freudenschrei aus und klatschte in die Hände.

Heike H., die direkt hinter ihr stand und neugierig auf die Anzeige schielte, wurde ganz blass um die Nase. Heike S. war gewichtsmäßig an ihr vorbeigezogen. Früher hatte sie immer ein paar Kilo mehr gewogen als sie selbst – nun war es erstmals umgekehrt. Heike H. schmollte und war zugegebenermaßen ziemlich neidisch auf ihre Namensvetterin.

Zuletzt stieg Heike M. auf die Waage – und auch sie hatte abgenommen. Demonstrativ führte sie ihren Freundinnen vor, wie weit ihre alte Jeans geworden war. Sie schlotterte schon an ihr herum, und ohne Gürtel wäre sie an ihr hinuntergerutscht.

Sabina war ganz still geworden, weil sie darunter litt, als Einzige nicht ab-, sondern sogar etwas zugenommen zu haben. Tränen glitzerten in ihren Augen, so traurig war sie – und wütend auf sich selbst.

So konnte es nicht weitergehen. Sabina nahm sich ganz fest vor, bis zum nächsten Wiegen mindestens fünf Kilo abgenommen zu haben, sonst würde sie sich selbst eine schlimme Strafe auferlegen und irgendetwas tun, was ihr sehr verhasst war. Sie würde es den anderen schon noch zeigen – schließlich lag noch eine lange Abnehmphase vor ihnen. Sabina blieb noch immer viel Zeit, um ihr Traumgewicht zu erreichen, aber enttäuscht war sie trotzdem.

Balsam für
die **Seele**

> **Man darf überhaupt nicht locker lassen, ein bisschen schleifen lassen, das ist schon tödlich für uns.**
>
> Heike H.

In den sechs Monaten seit Silvester hatte sich im Leben der fünf Frauen einiges bewegt – Hausbau, neuer Job, neue Liebe. Anstatt die Füße hochzulegen, wurde um jedes Pfund gekämpft. Doch lohnten sich die ganzen Strapazen überhaupt?

Bei Heike S. trat die Diät immer mehr in den Hintergrund, denn sie hatte nur noch Augen und Ohren für Thorsten. Ganz heimlich träumte sie bereits von einer Hochzeit in Weiß. Und so wollte sie schon einmal ein paar Brautkleider anprobieren – nur so zum Spaß, das behauptete sie jedenfalls.

Es kostete sie einige Überwindung, den Laden zu betreten, denn die vielen wunderschönen Kleider im Schaufenster hatten sie ein bisschen eingeschüchtert – außerdem schienen sie ausschließlich in Kindergrößen zu existieren.

Aber ihre Neugier siegte schließlich, und so ging sie mit leuchtenden Augen und geröteten Wangen in das Geschäft.

Die Verkäuferin gab sich alle Mühe, sie freundlich und aufmerksam zu bedienen. Heike probierte ein Kleid nach dem anderen an, doch sie musste feststellen, dass kein einziges passte. Bei allem, was über Konfektionsgröße 38 hinausging, war die Auswahl sehr begrenzt, und in Heikes Größe – also fünf bis sieben Nummern mehr – gab es nicht ein Kleid im Laden.

Heike ließ sich nicht entmutigen und schlüpfte in ein Brautkleid, das zwar zu klein war, ihr aber sehr gut gefiel – da muss-

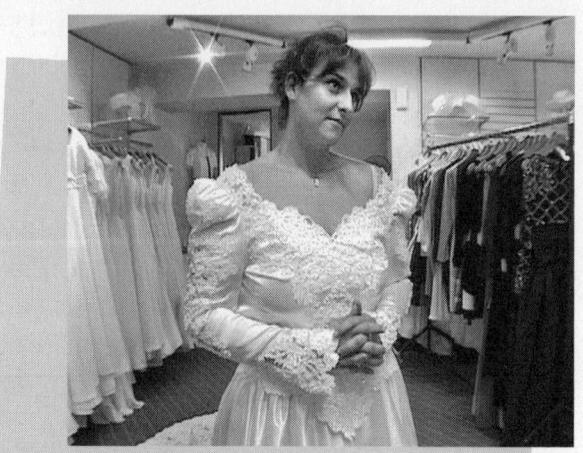
Heike S. fühlt sich wie eine Prinzessin.

te man eben ein bisschen improvisieren. Als sie in den Spiegel blickte, verschlug es ihr den Atem. Sie fand sich wunderschön in dem Kleid, wie eine Prinzessin sah sie aus.

Als sie schließlich den Laden verließ, hatte sie zwei Entschlüsse gefasst: Zum einen war sie sich nun sicher, dass sie Thorsten heiraten wollte, und zum anderen würde sie so lange abnehmen, bis sie endlich in eines der Kleider hineinpasste.

Das mit dem Abnehmen war für Heike S. allerdings leichter gesagt als getan, denn nach den ersten Erfolgen brachte sie in der letzten Zeit einfach keine Disziplin mehr auf. Besonders auf Zucker konnte sie einfach nicht verzichten. Sie hatte ein schlechtes Gewissen und konnte es trotzdem nicht lassen. Dabei hatte sie sich so viel vorgenommen.

Sie konnte sich selbst nicht leiden, wenn sie so inkonsequent war. »Für mich ist das momentan so, zu wissen, wir haben dann und dann unseren Termin, und ich nehme mir vor, von Termin zu Termin, auf jeden Fall mindestens fünf Kilo abzunehmen. Das funktioniert im Moment gar nicht.«

In ihrer Verzweiflung suchte sie Beistand bei einer Leidensgenossin. Sie besuchte ihre Freundin Heike M., um sich bei ihr Trost und Zuspruch zu holen. Und wirklich fand sie dort ein offenes Ohr und sehr viel Verständnis, denn natürlich war Heike S. nicht die Einzige, der die Diät manchmal ziemlich auf die Nerven ging.

Auch Heike M. hatte damit so ihre Erfahrungen. »Wenn ich meine, ich muss an einem Tag Currywurst-Pommes essen, weil es mir dann besser geht, dann esse ich auch Currywurst-Pommes. Ich meine, du musst schon im Hinterkopf haben, das ist jetzt etwas Besonderes, und dann genießt du es...«

Sich selbst zu sehr unter Druck zu setzen brachte gar nichts. Natürlich war bei jeder der Frauen irgendwann mal der Punkt erreicht, an dem die Kilos einfach nicht mehr weniger wurden, sondern das Körpergewicht wochenlang unverändert blieb. Dann trotzdem weiter durchzuhalten war nicht einfach. Aber

> **Wenn ich meine, ich muss an einem Tag Currywurst-Pommes essen, weil es mir dann besser geht, dann esse ich auch Currywurst-Pommes. Ich meine, du musst schon im Hinterkopf haben, das ist jetzt etwas Besonderes, und dann genießt du es...**
>
> Heike M.

wenn dieser gefährliche Punkt nicht überstanden wurde, drohte der Jojo-Effekt – mit dem alle fünf Frauen ja bereits hinlänglich Erfahrung gemacht hatten.

Auch Susannes Durchhaltevermögen wurde auf eine harte Probe gestellt. Sie wagte einen mutigen Schritt. Seit immerhin acht Jahren hatte sie keinen Sport mehr getrieben – und nun traute sie sich auf ein Fahrrad. Nicht etwa auf eines im Fitnessstudio, sondern auf eines, mit dem man durch die Gegend fahren konnte.

Dass sie sich dazu überreden ließ, verdankte sie einem Freund, der so lange auf sie eindrang, bis sie sich auf ihren alten Drahtesel schwang und gemeinsam mit ihm eine Tour unternahm.

Susanne war ziemlich mulmig zumute, doch tapfer trat sie in die Pedale. Zuerst fuhr sie noch ein bisschen wackelig, doch dann begann ihr die ganze Sache zusehends mehr Freu-

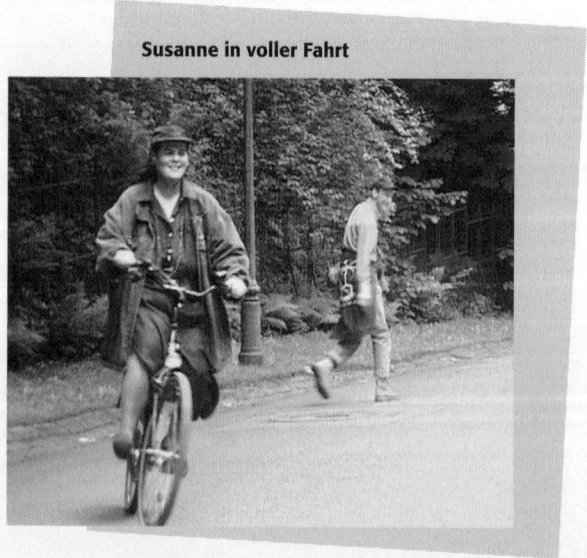

Susanne in voller Fahrt

de zu machen. Sie strahlte über das ganze Gesicht und rief immer wieder: »Ich liebe es – danke!«

Es war lange her, dass sie sich so leicht und schwerelos gefühlt hatte. Sie genoss den Fahrtwind und strampelte drauflos, so gut es eben ging.

Doch nach einer gewissen Zeit begannen ihre Beine immer schwerer zu werden. Susanne bekam kaum noch Luft, ihr Puls raste, und sie hatte das Gefühl, keinen Meter mehr vom Fleck zu kommen. Sie war selbst erschrocken darüber, wie schnell sie außer Atem geriet.

Ihr Begleiter blieb jedoch hartnäckig und trieb sie weiter an. Susanne schimpfte bald wie ein Rohrspatz. Aber solange sie noch Luft hatte, um sich zu beschweren, wurde ihr keine Pause zugestanden.

Regelmäßig Zwischenbilanz ziehen

Das gemeinsame Wiegen stand an – und die Stimmung war gedrückt. Jede der fünf Frauen erinnerte sich an die kleinen Sünden der letzten Wochen. Ungern und ausgesprochen zögerlich stiegen sie auf die Waage – und erlebten einen gemeinsamen Schock: Diesmal hatten sie alle zugenommen!

Heike S. hatte am meisten zugelegt – und zwar einige Kilogramm. Das war ein harter Schlag für sie, und ihr ungutes Gefühl hatte sich somit leider bestätigt. Die anderen hatten alle im Schnitt etwa ein Kilo zugenommen, also nichts Dramatisches, aber ganz sicher auch kein Triumph. Jetzt würde sich zeigen, wer auch diese Durststrecke überstand, denn es musste weitergekämpft werden, wenn ein echter, lang anhaltender Erfolg erzielt werden sollte.

Heike H. brachte die unangenehme Wahrheit auf den Punkt. »Wenn du siehst, dass du in einem Monat einmal sieben Kilogramm abgenommen hast, und du freust dich und lässt nur nach, dann hast du schon zugenommen. Man darf überhaupt nicht locker lassen, weil ein bisschen schleifen lassen schon tödlich für uns ist. Wenn andere sagen, das macht mir nichts aus, ich verbrenne das, ich nehme nicht zu, dann ist das bei uns aber direkt wieder drauf.«

Auszeit vom Alltag: Eine Kur bringt wertvolle Erkenntnisse

Susanne freute sich schon riesig auf ihren Aufenthalt in der Kurklinik. Wenn es ihr dort nicht gelingen würde, abzunehmen, wo denn dann? Zumal ihr die Hilfe und Unterstützung sachkundiger Betreuer garantiert war.

Allerdings ließ bei ihr bereits Wochen vor Antritt der Kur die Disziplin in Sachen Abspecken deutlich nach. Sie gönnte sich so manche kleine Belohnung zwischendurch und hatte prompt ein paar Kilo zugelegt. »Ja, also, zugenommen habe ich, weil ich die ganze Zeit weiß, dass ich zur Kur fahre. Ich denke einfach, im nächsten Monat werden wieder ein paar Kilo purzeln.«

Diese Einstellung war natürlich fatal, denn Susanne hatte schon öfter abgenommen – und dann im Handumdrehen wieder zugelegt.

In kleinen Schritten denken

Ganz hinten in ihrem Kleiderschrank hatte Susanne ihn gefunden – ihren Lieblings-Hosenanzug. Jahre war es her, dass er ihr gepasst hatte, aber sie fand ihn immer noch unglaublich schick. Deshalb nahm sie sich vor, dass sie am Ende der Kur in dieses Prachtstück wieder hineinpassen wollte.

Deshalb musste er natürlich mit in den Koffer, den sie für ihren Aufenthalt in der Klinik packte. Liebevoll strich sie über den Stoff und lächelte versonnen, dann legte sie ihn ganz nach oben auf all die anderen Klamotten, die sie mitnehmen wollte. Dieser Hosenanzug sollte ihr als greifbares Mahnmal dienen und ihr über schwache Momente hinweghelfen. Susanne erkor ihn zu einer Art Glücksbringer.

Zur Zeit trug Susanne gar keine Hosen mehr, weil sie sich dafür zu dick fühlte. Dieser traurige Zustand sollte möglichst bald der Vergangenheit angehören.

Ein bisschen nervös war Susanne schon, als sie in der Klinik ankam. Was würde sie hier erwarten? Erst einmal begutachtete sie ihr Zimmer – und war mehr als zufrieden. Sie packte ihre Sachen aus und richtete sich häuslich ein.

Als Nächstes stand das Gespräch mit einer Therapeutin auf dem Plan, die ihr den weiteren Ablauf dessen beschreiben würde, was hier mit ihr gemacht wurde.

Die Behandlung basierte im Wesentlichen auf drei Bausteinen. Da war zum einen die Gruppentherapie, zum anderen die Sport- und Bewegungstherapie, und das dritte Element stellte die Ernährungsberatung dar.

> **Ich sagte: Du musst mir eines versprechen. Du musst immer darauf achten, dass ich nicht zunehme.**
>
> *Heike S.*

Susanne hatte aufmerksam zugehört, und dann stellte ihr die Therapeutin eine Frage, über die sie lange nachdenken musste. Sie wollte wissen, ob in Susannes Alltag irgendetwas anders sein würde, wenn sie die Klinik deutlich schlanker verließe. Susanne fiel dazu beim besten Willen nichts ein. Sie war ein wenig ratlos und geriet ins Grübeln. Damit war der erste Schritt getan, um im weiteren Verlauf ihres Klinikaufenthalts den eigentlichen Ursachen ihrer Esssucht auf die Spur zu kommen.

Für Susanne gab es nun kein Entrinnen mehr. Einmal in der Klinik angekommen, hieß es für sie Fitness und Abspeckprogramm rund um die Uhr, und das auch noch unter ständiger Aufsicht und Kontrolle. Zum Glück gab es dort jede Menge Leidensgenossinnen, denen sich Susanne gerne anschloss. Geteiltes Leid war halbes Leid – und ein bisschen Konkurrenz mobilisierte neue Reserven.

Besonders beim Strampeln auf dem Trimm-dich-Rad kam Susanne ganz schön ins Schwitzen. Aber es war einfach wie verhext – auch bei dieser schweißtreibenden Angelegenheit geisterten ihr Gedanken ans Essen durch den Kopf. Und die nahmen recht bald ganz konkrete Formen an. Ein Stück Kuchen, das wäre jetzt genau das Richtige. Hilfe suchend wandte sie sich an die Dame, die neben ihr ihre Muskeln trainierte. Diese war unverschämt schlank und entsprechend gnadenlos. »Sagen Sie mal, bei wie viel Kilometern gibt es zur Belohnung ein Stück Kuchen?« Als sie zur Antwort ein kühles »Nun, sagen wir mal ab zehn« zu hören bekam, wurde Susanne bleich und biss die Zähne zusammen.

Sie war fest entschlossen, das gesteckte Ziel zu erreichen, aber ob sie wollte oder nicht, ihr ging einfach die Puste aus. Japsend gab sie auf. Da lag noch ein harter Weg vor ihr und jede Menge diszipliniertes Training – aber sie fing ja erst an. Auch wenn man in kleinen Schritten weiterging, kam man schließlich ans Ziel. Und in diesem Fall hieß das für Susanne: Für sie gab es heute definitiv kein Stück Kuchen.

Susanne hatte viel Mut gezeigt, als sie sich zu der Kur entschlossen hatte, doch noch eine der Frauen wagte einen entscheidenden Schritt in ihrem Leben, der einiges verändern würde. Heike S. wollte den Bund fürs Leben schließen, und es war nicht mehr nur ein heimlicher Traum, sondern sie hatte von Thorsten einen Heiratsantrag bekommen.

Heike S. konnte ihr Glück selbst noch gar nicht richtig fassen. Freudestrahlend erzählte sie Sabina von den neuen Entwicklungen. Die beiden Freundinnen waren auf dem Weg ins Freibad, um dort etwas für die Linie zu tun. Aber natürlich war dies auch die ideale Gelegenheit, um ein bisschen zu plaudern.

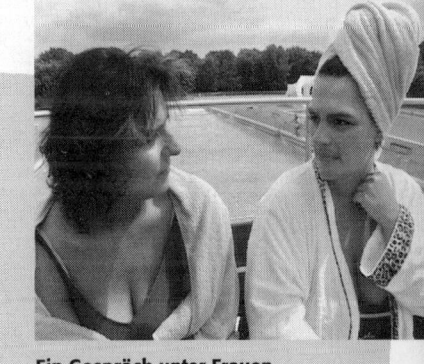

Ein Gespräch unter Frauen

Sabina war sofort Feuer und Flamme. Heiraten, das war auch ihr großer Traum. Leider hatte sie selbst den richtigen Mann noch immer nicht gefunden. Mittlerweile war sie schon seit vier oder fünf Jahren ohne festen Partner – wie lange genau, wusste sie selbst nicht mehr.

Es wurde jedenfalls Zeit, dass sich dieser Zustand änderte. Sabina war sicher, dass ihre Pfunde es ihr nicht gerade einfacher machten, einen Mann kennen zu lernen. Aber eines wusste sie auch: Wenn ein Mann sie wirklich liebte, würde er auch ihre Pfunde mögen. So wie es der zukünftige Gatte ihrer Freundin tat.

Natürlich wollte Heike S. eine schöne Braut sein. Abgesehen von dem, was durch Abnehmen zu erreichen war, hatte sie sich bei einem Arzt auch nach anderen, chirurgischen Möglichkeiten erkundigt. »Weißt du was? Bauchdeckenstraffung, Bruststraffung – hat mir der Arzt gesagt, wenn ich Kinder haben wollte, sollte ich mir das überlegen«, erzählte sie.

Mit solch massiven Eingriffen war allerdings nicht zu spaßen. Außerdem waren sie auch gar nicht notwendig, denn Heike S. wusste, dass Thorsten sie liebte. »Und außerdem hat der Thorsten gesagt: Lieber so, wie es ist – und ganz so, wie du bist.«

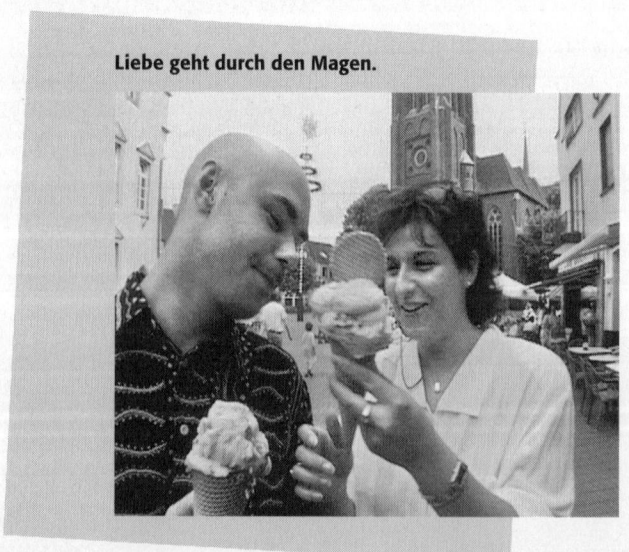

Liebe geht durch den Magen.

Heike S. war davon überzeugt, dass es Thorsten nicht einmal auffallen würde, wenn sie sogar wieder zunähme. »Das ist so was von unwichtig für ihn – was ich selbst vorher überhaupt nicht verstehen konnte.«

Das galt aber nur für ihn, ihren Herzensprinzen. Für Heike selbst war es eine absolute Horrorvorstellung, wieder deutlich mehr Kilos auf die Waage zu bringen als zur Zeit. So würde sie einfach nicht leben wollen. Deshalb nahm sie ihrem Schatz das Versprechen ab, darauf zu achten, dass sie nicht wieder zulegte.

Auch Sabina hatte schon einmal eine ähnliche Erfahrung mit einem Mann gemacht wie Heike. »Der hat gesagt: ›Ich mag alles an dir. Alles! Genau so, wie du bist. Aber du wirst nicht glücklich werden, wenn du nichts daran änderst, wenn dich das stört. Sieh zu, dass du glücklich wirst.«

Und genau darauf kam es den beiden Frauen an. Sie wollten abnehmen, für sich selbst, um sich wieder rundum wohl zu fühlen in ihrer Haut, aber nicht, weil jemand sie dazu drängte, irgendein fragwürdiges Schönheitsideal zu bedienen. Einen guten Partner machte allerdings aus, dass er sie in ihrem Vorhaben unterstützte – um ihrer selbst willen.

Die Zeit in der Klinik war für Susanne nicht nur in körperlicher Hinsicht anstrengend. Die Gespräche mit der Therapeutin gingen ganz schön an die Substanz. Zum ersten Mal setzte sich Susanne mit der Frage auseinander, weshalb sie eigentlich so viel aß und in welchen Situationen sie der Heißhunger überkam. Sie erkannte, dass ihr Essverhalten Regeln folgte, die durch ihr Unterbewusstsein und vor allem durch ihre Psyche vorgegeben wurden. Susanne lernte, dass bei ihr der Griff zu Leckereien aller Art nicht einfach eine kleine Schwä-

> **Das ist für mich ein sicheres Terrain, auf dem ich mich bis jetzt bewegt habe. Ich bin halt dick, ich bin eine gewaltige Frau, ich falle unheimlich auf dadurch, dass ich dick bin, und plötzlich werde ich irgendwie immer normaler...**
>
> Susanne

che oder ein Hang zur Disziplinlosigkeit war, sondern ein aktiver Schutzmechanismus. »Ich habe einmal gesagt, auf mir sind hundert Matratzen drauf... und die liegen einfach drauf. Eine Matratze ist gar nicht so schlimm – aber hundert Matratzen sind unendlich schwer. Und ich habe angefangen, einfach Matratzen wegzuschmeißen. Eine fliegt, die nächste fliegt, und wieder fliegt eine Matratze, und ich habe Phasen, da merke ich, auf einmal gehen fünf, sechs, sieben weg. Aber ich merke noch, dass ich nicht alle wegschmeiße. Also halte ich noch immer Matratzen fest.«

Susanne hatte Angst davor, verletzbarer zu werden, wenn sie schlank wurde, Angst, den Widrigkeiten des Lebens nichts mehr entgegensetzen zu können – an Masse und an Panzer gegen die Außenwelt. Und sie fürchtete, in der bedeutungslosen Masse einfach unterzugehen, wenn sie sich durch ihre Fülle nicht mehr abhob. »Ich weiß, ich bin auf dem Weg dahin, dass ich, wenn da eine Gruppe von Menschen ist, sagen wir mal hundert Leute, ich nicht zu den Ersten gehören werde, an die man sich sofort erinnert.«

Der Griff zum Essen immer dann, wenn es ihnen schlecht ging, das hatten die beiden Schwestern Susanne und Sabina schon früh gelernt. Susanne erinnerte sich noch gut. »Das Thema Essen war bei uns immer aktuell. Damals, als mein Vater das erste Restaurant aufmachte, hat meine Mutter sehr aktiv mitgearbeitet. Und ich saß ganz oft im Restaurant an einer Scheibe, vorn am Fenster, habe hinausgeguckt und dann irgendwie immer gegessen. Es war halt nicht viel Zeit, keiner konnte sich so richtig kümmern. Und dann saß ich immer da, habe mir Pommes mit Mayo geholt und die gegessen.«

Zeitgleich mit Susanne, allerdings völlig unabhängig von ihr, machte sich auch Sabina Gedanken darüber, in was für Situationen sie von Heißhungerattacken geplagt wurde. Und sie kam zu einem ganz ähnlichen Ergebnis wie ihre Schwester.

Sabina aß besonders gern und viel, wenn sie traurig war. Darin fand sie für einen kurzen Moment so etwas wie Trost. Doch die Reue folgte auf dem Fuße und hielt sehr viel länger an als der Genuss.

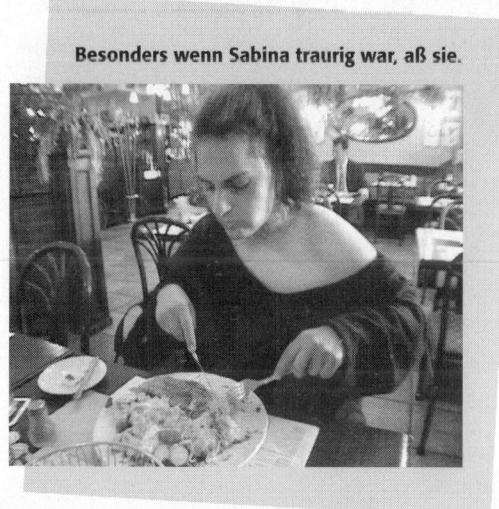

Besonders wenn Sabina traurig war, aß sie.

Selbstanalyse ist notwendig

Zum allmonatlichen Wiegen hatte sich Besuch aus Essen in der Klinik angekündigt – für die vier Frauen, die zu Hause geblieben waren, ein willkommener Anlass, Susannes Fortschritte zu begutachten. Und sie waren begeistert von dem, was sie sahen: Eine braun gebrannte und offensichtlich erholte Susanne empfing sie.

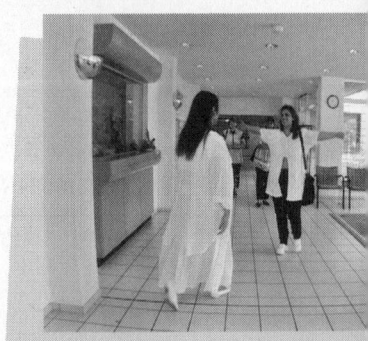

Besuch aus Essen in der Klinik

Keine der Frauen hatte diesmal große Lust, selbst auf die Waage zu steigen. Die Entwicklung bei den anderen war da schon viel interessanter.

Missmutig stieg Heike H. als Erste auf die Waage. 103,3 Kilo – das war nicht gerade ein prickelnder Erfolg, sondern 500 Gramm mehr als zuvor. Auch Heike M. war frustriert: Sie hatte ein Plus von 1,1 Kilo zu verzeichnen. Und bei Sabina wiederum hatte sich nahezu gar nichts getan.

Heike S. hingegen hatte Grund zur Freude. Sie war nicht nur die Einzige, die unter 100 Kilo lag, sondern sie hatte auch 3,2 Kilo abgenommen. Offenbar machte Liebe in ihrem Fall schlank, aber vielleicht stand auch nur ihr Wunsch dahinter, an ihrem Hochzeitstag in ein schickes Brautkleid in Konfektionsgröße 42 oder 44 zu passen. Von diesem Ziel war sie zwar noch einige Kilos entfernt, näherte sich ihren Traummaßen aber mit Riesenschritten.

Als Susanne auf die Waage stieg, hielten alle fünf Frauen vor Aufregung den Atem an. 131,4 Kilo, das war absoluter Rekord! Stolze neun Kilo hatte sie verloren. Die Kur schlug offenbar bestens an. In sechs Monaten hatte sie 26 Kilo abgenommen. Nun stellte sich die Frage, ob sie den Erfolgskurs auch halten konnte.

Da die fünf Frauen den unangenehmen Teil ihres Treffens nun hinter sich gebracht hatten, beschlossen sie – trotz der bei den meisten recht mageren Erfolgserlebnisse –, nun zu den erfreulicheren Dingen des Lebens zu kommen. Ihnen allen knurrte der Magen.

Da das Wetter gut war, wollten sie ein Picknick im Freien machen. Jede von ihnen hatte etwas zu essen mitgebracht, und nun wurde fröhlich ausgepackt. Sie machten es sich auf ein paar Decken bequem und ließen es sich gut gehen.

Doch Susanne unterbrach das fröhliche Geplapper der anderen. »Ich würde gern einmal darüber nachdenken, warum man jetzt isst«, sagte sie.

Heike H. lachte und hatte darauf schnell eine Antwort parat. »Ich habe einfach Hunger und esse gerne. Fertig.« Ihr war nicht klar, wie ernst Susanne ihr Anliegen war, doch bei den anderen war das Interesse geweckt, denn

> **Dick sein und übermäßig dick sein ist ein Symptom.**
> Susanne

schließlich wussten sie ja, dass zur Kur der Freundin auch eine intensive Ernährungsberatung gehörte.

Und Susanne war es sehr wichtig, ihre Freundinnen teilhaben zu lassen an dem, was sie in den letzten Wochen nahezu ununterbrochen beschäftigt hatte. Schließlich ging

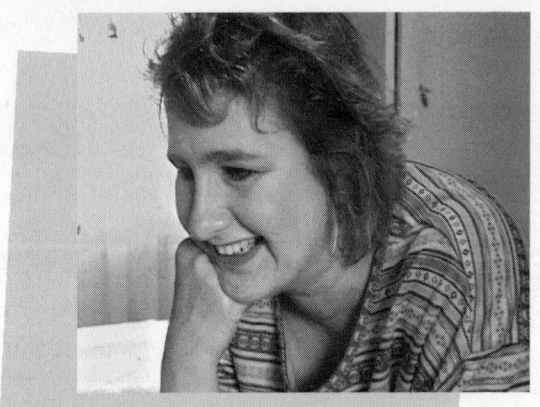

Heike M. hängt ihren Gedanken nach.

es in der Klinik nicht nur ums Abnehmen, sondern auch darum, die Gründe zu erkennen, warum man übergewichtig war. »Dick sein und übermäßig dick sein ist ein Symptom. Und zwar für etwas anderes: Wie gehe ich mit Gefühlen um? Wie gehe ich mit Stress um, und was steht dahinter? Erwartungshaltung, Enttäuschung, Wut, das Gefühl, allein zu sein – und du gehst hin und kompensierst diese ganze Gefühlsschiene mit Essen.«

Das waren ungewohnte Töne von Susanne. Ihre Freundinnen schwiegen, jede hing ihren Gedanken nach, prüfte, ob das, was sie soeben gehört hatten, auch für sie selbst galt. Keine konnte diese Analyse ganz von sich weisen, nur Heike H. wehrte sich beharrlich. Psychische Gründe wollte sie nicht gelten lassen. »Ich glaube das einfach nicht, dass das einen Grund hat. Ich sage mir, das ist Disziplin, und ich bin disziplinlos und kann mich nicht beherrschen. Das ist mein Problem. Aber das kommt nicht davon, dass ich jetzt verführt werde oder weil... Das ist einfach Disziplinlosigkeit.«

Da standen sich zwei grundverschiedene Ansätze gegenüber. Niemand wollte, dass gestritten wurde, trotzdem verteidigte Heike M. mutig Susannes Position. Vielleicht musste man wirklich nach den tieferen Ursachen suchen. »Hör doch einmal in dich hinein. Wenn ich da abends sitze, da kann ich der Susi Recht geben. Da hatte ich heute wieder den ganzen Krampf am Hals, musste ich dieses machen, musste ich jenes machen... Und wenn du dann isst...«

Heike H. dachte einen Moment nach und lenkte dann ein. »Ist das vielleicht unbewusst?«

Diese Erkenntnis machte das Abnehmen natürlich nicht einfacher, eröffnete aber die Chance, das eigene Essverhalten langfristig und nachhaltig ändern zu können. Wusste man erst einmal, warum man etwas tat, konnte man damit beginnen, sich von eingefahrenen Mustern zu befreien.

> **Schwächen nicht verdrängen, Einsicht wird belohnt**

Die Kur war zu Ende, Susanne packte wieder ihren Koffer. Endlich war die tägliche Schinderei an den Fitnessgeräten und in der Schwimmhalle überstanden. Doch die Mühe hatte sich gelohnt, und auch die vielen Gespräche hatten sie einen guten Schritt weitergebracht.

Nun stand ein wichtiges Ereignis an, auf das Susanne schon während ihres ganzen Aufenthalts hingefiebert hatte: Sie wollte ihren heiß geliebten, aber leider schon seit geraumer

Zeit zu klein gewordenen Hosenanzug anprobieren. Ein bisschen nervös war sie schon, denn das Glanzstück ihrer früheren Garderobe wieder tragen zu können war ja ihr erklärtes Ziel für diese Kur gewesen. Vorsichtig schlüpfte sie hinein – und stieß einen Freudenschrei aus. »Er passt! Die Hose passt, ich glaube das nicht. Und die Jacke – ich glaube, die fängt sogar an, groß zu werden. Unglaublich, das Ding habe ich zehn Jahre lang nicht getragen.«

Für Susanne war das ein großer Erfolg, ein Geschenk, das sie sich selbst gemacht hatte. Und nicht nur diesen Anzug würde sie in Zukunft öfter anziehen – auch hohe Schuhe gehörten ab sofort wieder zu ihrer Garderobe. Zum ersten Mal seit langer Zeit fühlte sich Susanne einfach wunderschön.

Hochzeit **und** Milchschnitten-Alarm

Für Heike S. wurde es allmählich ernst – der Hochzeitstermin rückte immer näher, und nun hieß es das Brautkleid aussuchen. Was gar nicht so einfach war, wenn man gerade eine Diät machte. Heike S. brauchte bei dieser schwierigen Entscheidung dringend Hilfe – und wer hätte ihr da besser mit Rat und Tat beistehen können als ihre Eltern? Gemeinsam begutachtete man das Angebot. Ein bisschen Fantasie war gefragt, denn ein Kleid, das so, wie es auf dem Bügel hing, passte, gab es nicht. Änderungen waren in jedem Fall notwendig.

> **Ich stelle fest, dass sich an dem Suchtfaktor nichts geändert hat – gar nichts!**
>
> *Susanne*

Und wieder war es so weit, nach nunmehr neun Monaten stand das ungeliebte Wiegen auf dem Terminkalender. Susanne machte den Anfang. Beim letzten Mal hatte sie bei ihr 131,4 Kilo angezeigt. Natürlich hoffte sie, dass es nun deutlich weniger sein würde. Und tatsächlich: Bei genau 124,8 Kilo blieb die Nadel stehen. Das waren ganze 6,6 Kilo weniger als beim letzten Mal – ein Ergebnis, das sich zweifellos sehen lassen konnte. Den anderen vier Frauen blieb fast die Spucke weg.

Heike H. fand als Erste die Sprache wieder. »Da wäre ich zufrieden und würde sagen: ›So, tschüss Leute, ihr armen Dicken – ich habe es geschafft.‹«

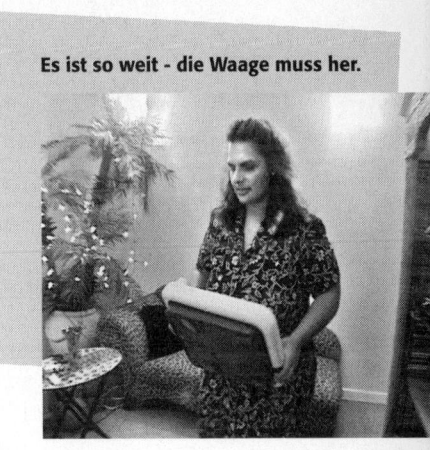

Es ist so weit - die Waage muss her.

Nach dem tollen Erfolg ihrer Schwester fiel es Sabina noch schwerer als sonst, ebenfalls das ›Folterinstrument‹ zu besteigen. Sie seufzte tief und gab sich einen Ruck, doch ihre schlimmsten Befürchtungen wurden bestätigt. Sabina hatte genau zwei Kilo zugenommen.

Auch bei Heike M. gab es keinen Grund zur Freude. Bei ihr war alles beim Alten geblieben. Heike S. hatte 5,2 und Heike H. 3,1 Kilo zugenommen.

Die Stimmung war alles andere als heiter, denn von ihrem angestrebten Idealgewicht waren alle fünf Frauen noch weit entfernt – und nun blieben ihnen nur noch drei Monate Zeit. Frust machte sich breit.

Heike H. war zum Heulen zumute. Sie dachte sogar daran, die Diät abzubrechen. In letzter Zeit wurde sie von einem Phänomen gequält, das sie selbst mit dem Begriff ›Milchschnitten-Alarm‹ beschrieb. Die Gier nach dem für ihre Nerven so ungeheuer beruhigenden Snack überfiel sie in der Regel nachts – und sie war absolut hilflos gegen diese Attacken.

> **Wann hat das denn angefangen mit dem Milchschnitten-Alarm in der Nacht?**
> *Sabina*

Seit Heike H. unter diesen Gelüsten litt, dachte sie immer öfter über Susannes Worte nach, dass Dicke oft aus den falschen Gründen aßen. Und sie gab das den anderen gegenüber auch offen zu. »Da muss ich sagen, das ist das erste Mal, wo ich euch Recht geben muss, wo dieser Stress dermaßen groß war, wo ich abends wirklich das Gefühl hatte, so, jetzt habe ich mich belohnt, und jetzt geht es mir gut.«

Die Psyche spielte also auch bei ihr eine Rolle – Essen zur Stressbewältigung. Und Heike H. ärgerte sich ungemein, dass sie es einfach nicht schaffte, dagegen anzukommen. Sie fragte sich bereits ernsthaft, ob es vielleicht so etwas wie ihr Schicksal war, dick zu sein – und es auch zu bleiben. Der Zweifel saß tief und nagte vehement an ihr. »Ich muss ehrlich sagen, wenn mir jetzt einer sagen würde: Heike, ich finde dich so toll, wie du bist. Lass es doch endlich bleiben... Dann würde ich sagen: Ach, danke dass du mir das sagst.« Am liebsten hätte sie mit der ganzen Quälerei einfach aufgehört.

> **Ich fand so schön, wie die ganz stolz sagte: ›Dann esse ich morgens immer ein bisschen Obst, und dann esse ich ja wieder was.‹ Und ich denke jetzt, Wunder was kommt, und dann sagt die ›Joghurt‹.**
>
> *Heike H.*

Ihre Freundinnen waren entsetzt. Besonders Sabina konnte nicht glauben, dass gerade die ansonsten immer so vernünftige und rationale Heike H. solche Gedanken hegte. Sie selbst hatte sich fest vorgenommen, ihren eigenen Negativtrend noch ins Gegenteil umzuwandeln und einen phänomenalen Endspurt hinzulegen. »Also, ich will so nicht bleiben. Ich habe nicht aufgegeben. Auf gar keinen Fall.«

Und nun zeigte sich, dass es gut und hilfreich für die fünf Frauen war, die Diät zusammen zu machen. Sabinas Ehrgeiz stachelte auch ihre Mitstreiterinnen noch einmal an und holte selbst Heike H. aus ihrem tiefen Motivationsloch heraus und gab ihr noch einmal frischen Schwung.

Ein Wochenende zum Verwöhnen von Körper und Seele gönnen

Zusammen mit Heike M. gönnte sich Heike H. etwas ganz Besonderes. Die beiden machten sich auf zu einem Wochenende in einem beschaulichen Wellness-Hotel. Hier wollten sie es sich einmal so richtig gut gehen lassen, und ein paar Pfunde sollten auch purzeln, denn hier würden sie erste Erfahrungen mit Trennkost machen.

Eine Fachberaterin nahm sie gleich nach der Ankunft unter ihre Fittiche und erklärte ihnen die Grundbegriffe dieser Ernährungsart. Bei der Trennkost gab es drei Kategorien: die neutralen Lebensmittel, solche, die man den Kohlenhydraten zuordnete, und solche, die man zu der Eiweißreihe zählte. Die neutralen Lebensmittel durften eigentlich immer gegessen werden, Kohlenhydrate und Eiweiße aber wurden streng getrennt. Man durfte nur das eine oder das andere zu sich nehmen.

Die beiden Heikes wechselten einen kurzen Blick. So richtig vorstellen konnten sie sich nicht, dass das schmecken sollte, aber sie waren guten Willens und gerne bereit, sich eines Besseren belehren zu lassen.

Als man ihnen dann ein Beispiel-Menü vorsetzte, machten sie jedoch recht betretene Gesichter, denn der Teller sah ziemlich leer aus. Und davon sollte man satt werden? Unmöglich!

Zurück auf ihrem Zimmer, genehmigte sich Heike H. erst einmal ein bisschen Obst, um das Knurren ihres Magens zu besänftigen. Sie konnte immer noch nicht so recht verstehen, wie man mit den Portionen, die in diesem Hause gereicht wurden, satt werden sollte. »Ich fand so schön, wie die ganz stolz sagte: ›Dann esse ich morgens immer ein bisschen Obst, und dann esse ich ja wieder was.‹ Und ich denke jetzt, Wunder was kommt, und dann sagt die ›Joghurt‹.«

Auch Heike M. fand die Mahlzeiten nicht gerade üppig, aber sie blieb eisern, denn sie hatte sich fest vorgenommen, dieses Wochenende durchzuhalten und wenigstens ein wenig abzunehmen.

Doch in dem Wellness-Hotel ging es ja nicht nur ums Essen – die beiden Frauen sollten und wollten sich rundherum wohl fühlen und sich ein bisschen verwöhnen lassen. Dazu gehörten auch spezielle Angebote wie zum Beispiel das ›Bodyforming‹.

Heike H. war von dieser Art der Wärmebehandlung ausgesprochen angetan. »Nett. Also nicht so heiß, wie ich gedacht habe. Ich habe jetzt gedacht, man würde das Fett wegbruzeln hören. Dass es so brennen würde. Nein, es war angenehm

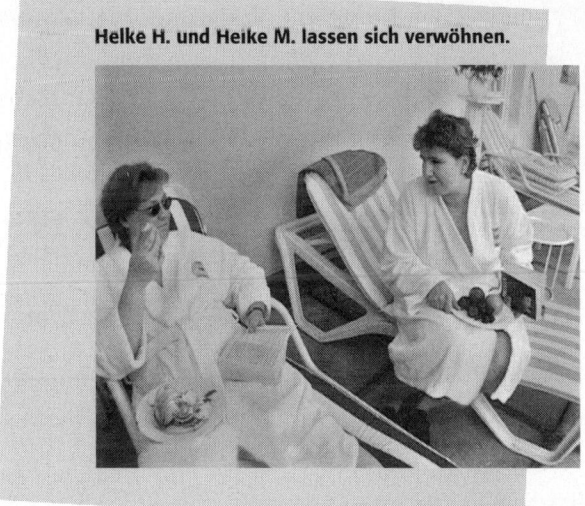

Helke H. und Heike M. lassen sich verwöhnen.

wohlig warm.« Das Prinzip der Behandlung war einfach: Durch Tiefenwärme sollten Fettzellen zerstört und so der Umfang reduziert werden. Und als dann bei Heike H. die Taille gemessen wurde, war die tatsächlich zwei Zentimeter schmaler geworden.

> *Man muss Dinge in seinem Leben ändern, damit dieses Essen zweitrangig wird.*
>
> Susanne

Endlich begann ihr die ganze Sache Spaß zu machen, doch leider wurde sie prompt unvorsichtig. Sie aß eine Banane, in dem festen Glauben, dass Obst ja gesund sei und auf gar keinen Fall schädlich sein könne. Aber laut Plan gehörten Bananen zu den Kohlenhydraten, und die passten nicht zu dem, was es vorher gegeben hatte. Heike H. ärgerte sich ungemein über ihre eigene Gedankenlosigkeit.

Das Wochenende war schnell vorbei, doch bevor die beiden Freundinnen erholt und entspannt nach Hause fuhren, stand noch ein abschließender Gang auf die Waage an.

Heike H. zappelte so ungeduldig auf dem Gerät herum, dass sie ihr Gewicht erst gar nicht richtig ablesen konnte. Heike M. half ihr gerne und schaute ganz genau nach. 107 Kilo - Heike H. hatte nicht abgenommen.

Dann stieg Heike M. auf die Waage – und klatschte vor Freude in die Hände. Sie hatte zwei Kilo abgenommen, und darauf war sie mächtig stolz.

Das Leben besteht nicht nur aus Essen allein

Susanne und Sabina Begic hatten sich vorgenommen, zusammen einen geruhsamen ›Weiberabend‹ zu verbringen. Und während sie ihre Nägel lackierten, führten sie ein echtes Gespräch unter Frauen.

Sabine konnte sich die immer wiederkehrenden Essattacken nicht erklären, und es beruhigte sie nicht im Geringsten, dass es ihrer Schwester nicht besser erging, denn deren bisheriges Resümee lautete: »Ich stelle fest, dass sich an dem Suchtfaktor nichts geändert hat. Gar nichts. Nichts!... Ich habe immer noch ein Problem, bei McDoof vorbeizufahren und da keinen BigMac zu essen, und es ist ein zäher Kampf, und jeden Tag muss ich neu bestehen.« Sicher, ein bisschen weniger heftig waren sie schon geworden, diese Attacken, aber sie waren immer noch vorhanden.

Sabina hatte Komplexe, fühlte sich nicht wohl in ihrer Haut und entschuldigte sich ständig für ihre Formen. So ließ sie keinem Mann die Chance, an sie heranzukommen. »Ich stehe mir sehr oft einfach selbst im Weg. Immer wieder dieses ›ich kann nicht‹, ›ich bin noch auf dem Weg‹ und ›meine dicken Oberschenkel‹ und ›wenn ich mich dann ausziehen muss‹, so was erzähle ich dann einem Mann, wenn ich ihn kennen lerne – und das mache ich zwei Stunden lang. Wenn ich einen Mann kennen lernen würde und der mir zwei Stunden von Anfang an sagt, wie bescheuert der ist, wie wenig der von sich selbst hält, dann wäre ich auch weg. Und so ist das bei mir.

Ich erzähle die Geschichten und sehe von denen dann nur noch einen Kondensstreifen nach zwei Stunden...« Tja... weniger reden könnte manchmal Gold wert sein.

Eine der Frauen jedoch war mehr als glücklich. Heike S. schwebte im siebten Himmel und fieberte aufgeregt ihrer Hochzeit entgegen.

Und dann war der große Tag endlich gekommen. Nach langem Warten konnte sie endlich in ihr Traumkleid schlüpfen. Und siehe da: Es passte!

Die Trauung verlief reibungslos, und nach der Kirche wurde ausgelassen gefeiert. Natürlich waren auch Heikes vier diätgeplagte Freundinnen mit von der Partie, doch an diesem Tag wurde endlich einmal nicht auf Kilos und Kalorien geachtet. »Torte statt Trennkost« lautete ausnahmsweise das Motto des Abends!

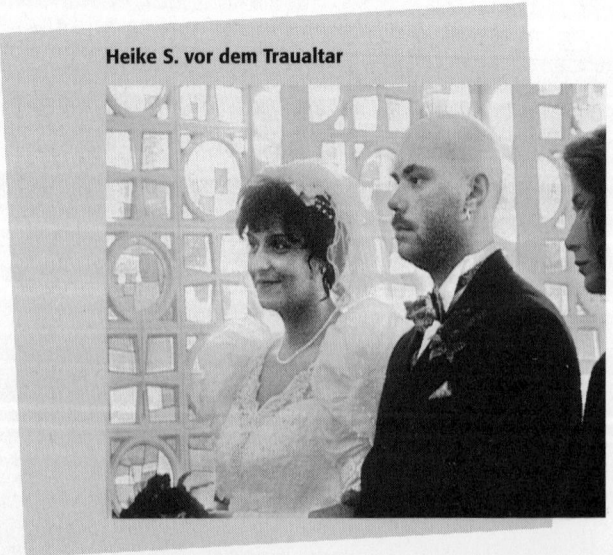

Heike S. vor dem Traualtar

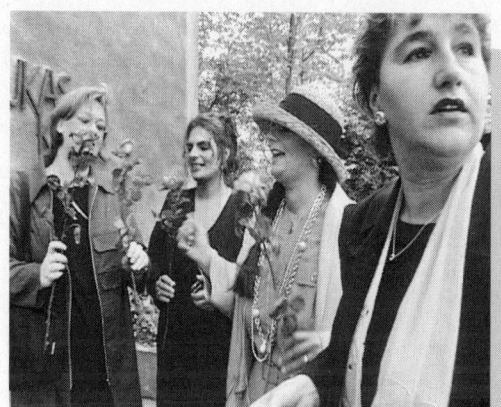
Heute lautet das Motto: Torte statt Trennkost!

Fast ein Jahr war vergangen, seit sich die Frauen zum ersten Wiegen getroffen hatten. Jetzt, nach zehn Monaten, wogen sie sich ein letztes Mal.

Nach einem großen Begrüßungshallo wurden sie alle deutlich stiller, denn gleich würden sie wissen, ob sich die monatelange Schinderei überhaupt gelohnt hatte.

Als Erste stieg Heike H. auf die Waage. 108 Kilo zeigte sie an – und Heike H. wurde blass. Der Grund dafür wurde auch den anderen nach einem Blick auf das ›Schmerzensblatt‹ klar.

> *Zusammen haben wir irgend so ein Mannequin mit 60,1 Kilo abgehungert, weggehungert.*
>
> Heike M.

Beim allerersten Wiegen hatte Heike H. 107,8 kg gewogen. Sie hatte also im Laufe der vergangenen zehn Monate nicht abgenommen, sondern 200 g zugenommen – das war bitter. »Ich denke, es fehlt mir an Disziplin, ›nein‹ zu sagen. Diätisch essen ist ein Muss – der andere Genuss. Ich werde gedünstetem Fisch nie etwas abgewinnen, wenn ich Fischstäbchen essen kann. Essen ist Lebensqualität – die aber leider dann diese Auswirkungen hat. Alles, was gut schmeckt, macht dick, und es fehlt mir zur Zeit einfach die Disziplin, darauf zu verzichten.«

Nun war Heike S. an der Reihe. Bei ihr sah das Ergebnis schon etwas besser aus. 9,4 Kilo hatte sie über die ganze Zeit hinweg abgenommen – das konnte sich sehen lassen.

Bei Heike M. fiel das Ergebnis dann wieder deutlich magerer aus: Ein einziges Kilo war geschwunden.

Sabina allerdings hatte Grund, stolz auf sich zu sein: 7,7 Kilo hatte sie seit Beginn der Diät abgenommen und lag nun mit 100,9 Kilo nur knapp oberhalb der Hundert-Kilo-Grenze, die zu unterbieten sie sich als Ziel gesetzt hatte.

Ihre Schwester Susanne hatte es geschafft, während der Dreharbeiten unglaubliche 42,3 Kilo wegzuhungern. »Ganz

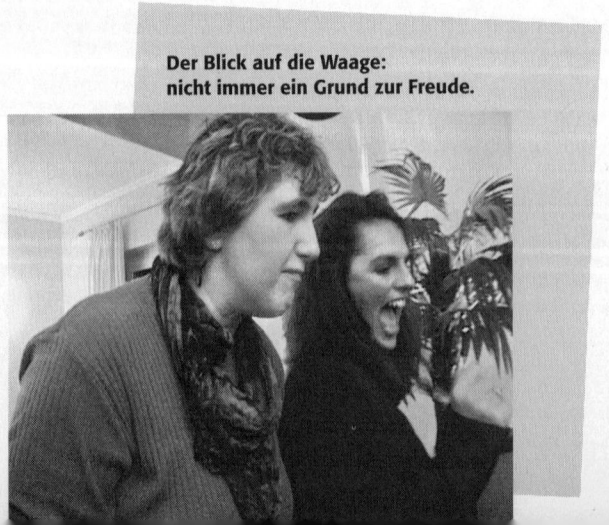

Der Blick auf die Waage:
nicht immer ein Grund zur Freude.

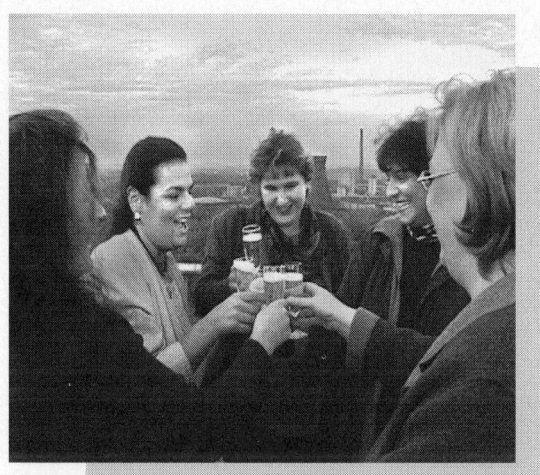
Wir sind auf dem richtigen Weg!

wichtig war, in 5-Kilo-Schritten zu denken. Wenn ich über die 100-Kilo-Fettmasse, die ich abnehmen musste und teilweise noch muss, nachgedacht hätte, wäre ich schier verzweifelt, aber fünf Kilo als Ziel, das ging. Man darf auch nicht jeden Tag auf die Waage gehen.«

Darauf musste natürlich angestoßen werden, auch wenn die meisten von ihnen ihr Ziel längst noch nicht erreicht hatten. Aber sie waren auf dem Weg in die richtige Richtung – und Susanne hatte gezeigt, dass es wirklich möglich war, ganz erheblich abzunehmen.

Die Sektgläser wurden gefüllt, und dann prosteten sich die fünf Frauen zu. »Auf uns! Aufs Essen!« Nun hieß es: Bloß nicht wieder zunehmen!

Ein **großer Auftritt** und jede Menge **Aufregung**

Weil die fünf Frauen nach einem Jahr von ihrem Traumgewicht noch immer weit entfernt waren, beschlossen sie, sich und dem Abnehmen eine zweite Chance zu geben.

Unbedingt wollten sie weiterhin gemeinsam den Kilos den Kampf ansagen, zumal sie mittlerweile immer öfter von wildfremden Menschen auf der Straße angesprochen wurden, die die Dokumentation ihrer Abspeckversuche im Fernsehen mitverfolgt hatten. Die meisten sprachen ihnen ihren Glückwunsch aus oder wollten sogar eine von ihnen kennen lernen – zwecks näherer Kontaktaufnahme.

Sabina hatte einige Liebesbriefe bekommen – und natürlich alle gelesen. Den einen oder anderen »Fan« wollte sie auch gerne anrufen, denn sie war ja noch immer auf der Suche nach ihrem Traummann. Aber sie konnte sich einfach nicht entscheiden, bei wem sie es zuerst versuchen sollte, weshalb sie sich mit ihrer Schwester beriet. Susanne konnte Sabinas Unschlüssigkeit gar nicht recht nachvollziehen. »Vielleicht ist da ein Traummann drunter, weiß man ja nicht.« Was hatte Sabina schließlich schon zu verlieren?

> *Dann schaffe ich es einen ganzen Tag super, mich nach irgendeinem Diätessen zu richten... und nachts, dann auf einmal, da muss ich Süßigkeiten essen. Wie ferngesteuert, aufgezogen gehe ich dahin, forste alles durch. Wo kann hier was Süßes sein?*
>
> Heike H.

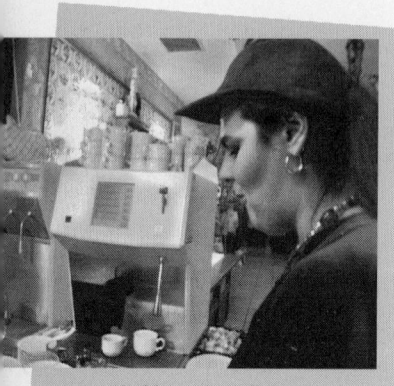

Die klammheimlichen Gelüste bleiben.

Zwei Monate hatten sie sich nicht mehr gewogen, doch nun drohte ihnen wieder die Stunde der Wahrheit. Allen Frauen war etwas bange zumute, denn in der Zwischenzeit hatten sie Weihnachten und Silvester gefeiert – eine klassische Zeit der Versuchungen und der neu erworbenen Kilos.

Nach inniger Begrüßung und dem Austausch von Neuigkeiten blieb ihnen schließlich nichts anderes mehr übrig, als sich dem eigentlichen Anlass ihres Zusammenkommens zu widmen.

Heike S. nahm ihren ganzen Mut zusammen, stieg auf die Waage – und schlug entsetzt die Hände vor den Mund. 105,1 Kilo, das waren 3,8 mehr als beim letzten Mal. Dann war Heike M. an der Reihe. Auch sie hatte zugelegt – 1,9 Kilo. Sabina erging es nicht besser, sie hatte ein Plus von 1,8 Kilo zu verzeichnen. Am liebsten hätte sie mit dem Fuß aufgestampft, so sehr ärgerte sie sich über sich selbst.

Und auch Heike H. und Susanne waren alles andere als zufrieden. Susanne hatte 1,4 Kilo zugenommen, Heike H. 2,8.

Bei Heike H. hielt sich die Überraschung über dieses Ergebnis in Grenzen. Sie hatte sich so etwas schon gedacht, denn in letzter Zeit wurde sie nachts immer wieder von Heißhungerattacken heimgesucht. Dagegen war sie einfach machtlos.

»Heute habe ich extra nur ein paar Beilagen gegessen – ein paar Erbsen und ein paar Nudeln, ohne Soße. Und eine Stunde später hätte ich Menschen anfallen können.«

Das war eine Erfahrung, die schon alle fünf Frauen gemacht hatten. Die klammheimlichen Gelüste blieben. Sicher, manchmal gelang es, sie für kurze Zeit zu verdrängen, doch irgendwann brachten sie sich wieder unweigerlich und mit unverminderter Heftigkeit Bahn. Und dann kannte man kein Maß mehr, alle Selbstbeherrschung war dahin. »Ein Stück Schokolade langsam lutschen, lutschen, lutschen – und dann ist es gut. Nein, das kann ich nicht. Ich muss darauf beißen und möglichst vier Riegel hintereinander essen.« Heike H. war verzweifelt. Ihre Disziplin ließ immer mehr zu wünschen übrig. Sie besaß offenbar einfach kein Durchhaltevermögen. »Dann schaffe ich es einen ganzen Tag super, mich nach irgendeinem Diätessen zu richten, Gemüse und abends ein Butterbrot – und nachts dann auf einmal, da muss ich Süßigkeiten essen. Wie ferngesteuert, aufgezogen gehe ich dahin, forste alles durch, wo kann hier was Süßes sein?« Heike H. sah nur noch einen Ausweg aus dem Dilemma: Sie war entschlossen, sich nun professionelle Hilfe zu suchen.

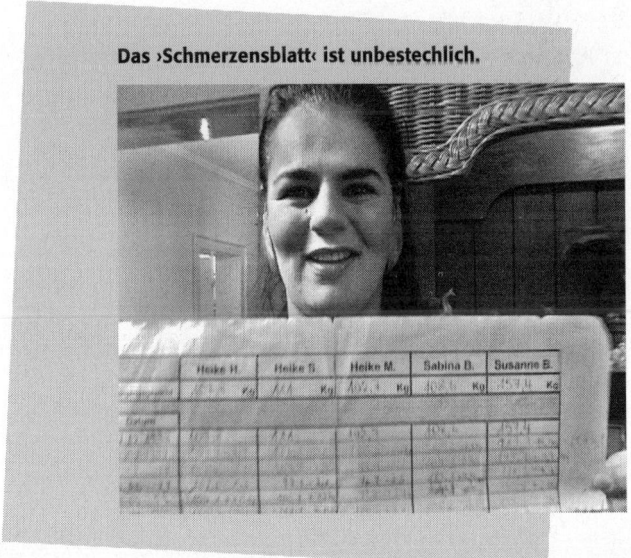

Das ›Schmerzensblatt‹ ist unbestechlich.

Versuchungen aus dem Weg gehen

Jede der fünf Frauen wusste genau, was ihre ganz persönlichen Lieblings-Leckereien waren, bei denen sie einfach immer Gefahr lief, schwach zu werden. Und Süßigkeiten standen da bei ihnen allen ganz oben auf der Liste der Dinge, für die sie bereit waren, eine Sünde zu begehen.

Da half nur eines: rechtzeitig vorbeugen und die Verführer radikal aus dem eigenen Umfeld verbannen – so wie Sabina es machte. »Ich habe nichts hier zu Hause. Wenn ich hier etwas hätte und dann nachts aufwachen würde, dann würde ich auch was essen.«

Doch auch außerhalb der eigenen vier Wände lauerten die gefährlichen Reize. Wenn Sabina an einem McDrive vorbeikam, war es um ihre Selbstbeherrschung meist ziemlich schnell geschehen. Da durfte es dann auch am späten Abend gerne noch eine große Pommes mit Mayo und Ketchup sein, und als Nachtisch gab es direkt noch ein paar leckere Eis mit Smarties.

> *So was wäre mein Traum. Ich möchte einmal etwas tragen, was man in die Hose reinstecken kann – und wo man so einen richtig schönen Knackpopo hat.*
>
> Heike H.

Susanne litt ebenfalls Höllenqualen, wenn sie an einer Tankstelle hielt und das reiche Angebot an Schokoriegeln, das es dort gab, sie anlachte.

Und Heike S. liebte es einfach, zusammen mit ihrem Mann essen zu gehen – am besten italienisch. Auf diesen Genuss zu zweit konnten und wollten die beiden Frischverheirateten einfach nicht verzichten.

Heike H. und Heike M. hatten die Nase gestrichen voll von diesen zähen Diätversuchen, bei denen man sich quälte und litt, aber kaum einen Erfolg zu verzeichnen hatte. Wenn sie sich wirklich mal etwas abhungerten, dann waren es nur wenige Kilos. So ging es nicht weiter.

Gemeinsam fassten sie sich ein Herz und gingen zu einem Institut, das auf effektive Abspeckprogramme spezialisiert war.

Als die Frauen das Institut betraten, kam eine gertenschlanke Frau in kurzem Rock auf sie zu.

War diese Dame ein lebendes Beispiel für das überzeugend erfolgreiche Programm des Instituts? Heike H. ließ diese Frage keine Ruhe, und deshalb hakte sie einfach nach. Leider war die Antwort niederschmetternd, denn die gute Frau war ihr Lebtag noch nicht dick gewesen – und fügte ihrer Antwort dann auch noch ein ausgesprochen uncharmantes ›zum Glück‹ hinzu.

Für die beiden Heikes war das erst einmal ein Grund, tief durchzuatmen.

Dann allerdings wurden ihnen Fotodokumente von Kundinnen des Instituts gezeigt, die erfolgreich abgenommen hatten. Das war schon sehr eindrucksvoll. So dünn, wie diese Frauen auf den Bildern nach der Diät waren, konnten sich die beiden selbst gar nicht vorstellen.

Um ein solches Ergebnis zu erzielen, musste man jedoch auch einiges tun. Mindestens sechs Wochen sollte man das Programm durchhalten, und mindestens dreimal pro Woche musste man ins Institut kommen.

Wenn dann alles gut lief, wurde mit einer Gewichtsabnahme von etwa acht bis zehn Kilo gerechnet. Das Prinzip des so genannten ›Dauer-Schlankprogramms‹: Fette und Kohlenhydrate wurden weitestgehend vom Speiseplan gestrichen. Außerdem sollte ein Pflanzenpräparat gespritzt werden. Bei diesem Gedanken wurde den beiden Heikes allerdings ganz anders. Sie beschlossen, sich die ganze Sache noch einmal durch den Kopf gehen zu lassen. Ihren überflüssigen Kilos musste doch auch auf andere Art beizukommen sein.

Bewegung, Sport und ein bisschen Schwitzen, das war immer noch der einfachste und sicherste Weg, um Kalorien zu verbrennen. Susanne schwang sich wieder auf ihren Draht-

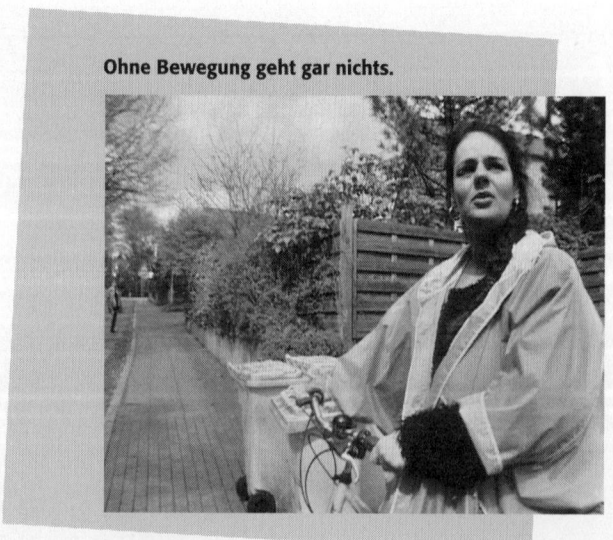

Ohne Bewegung geht gar nichts.

> **Das ist jetzt Anfang des Jahres, und ich werde doch wohl noch diesen Berg hochkommen. Das soll jetzt meine Aufgabe sein, Leute, ich sage euch das.**
>
> *Susanne*

esel und radelte los. Sie war nicht mehr so recht in Übung, denn sie hatte die Sache ein bisschen schleifen lassen, das wusste sie genau. Deshalb entschied sie sich für eine recht harmlose Strecke. Doch zu ihrem Entsetzen musste sie feststellen, dass sie trotzdem bereits nach relativ kurzer Zeit völlig außer Atem war. Ihr blieb gar nichts anderes übrig, als abzusteigen und das Rad den restlichen Weg zu schieben.

Für jeden gibt es die richtige Sportart

Sabina wollte es jetzt noch einmal so richtig wissen. Sie ging auf den Sportplatz und drehte dort ihre Runden – und sie ließ sich von ihrem ganz persönlichen Trainer zeigen, wie man richtig Luft holte. Da hatten Seitenstiche und Kurzatmigkeit keine Chance.

Sabina war stolz auf sich, dass sie den inneren Schweinehund überwunden hatte. Sie war bereit, ihren Pfunden noch

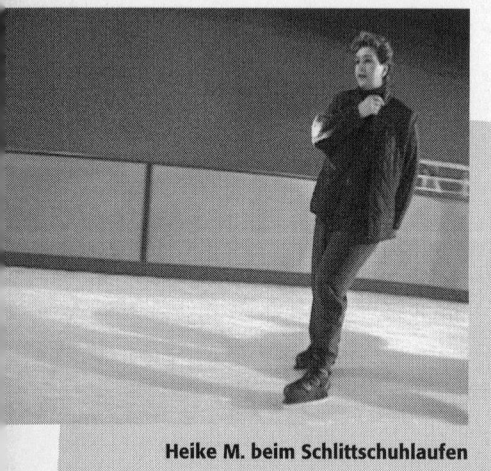

Heike M. beim Schlittschuhlaufen

einmal den Kampf anzusagen. Und diesmal würde es bestimmt funktionieren. Sabina war voller Zuversicht. Heike H. und Heike M. vergnügten sich lieber auf der Eisbahn. Es war gar nicht so einfach, auf den dünnen Kufen das Gleichgewicht zu halten, und ganz schön anstrengend. Doch von Runde zu Runde ging es besser, und es begann ihnen richtig Spaß zu machen. Heike M. konnte sich einen kleinen Scherz nicht verkneifen. »Wir hinterlassen auf dem Eis bestimmt zwei Zentimeter tiefe Spuren.« Trotzdem war das auf jeden Fall besser, als sich irgendwelche Spritzen verpassen zu lassen, um abzunehmen.

Nach dem Frust beim Fahrradfahren hatte Susanne beschlossen, sich einen lang gehegten Wunsch zu erfüllen – als Trostpflaster sozusagen. So ganz nebenbei würde sie dadurch auch noch etwas für ihre Kondition tun, und das Fahrradfahren fiel ihr dann sicher bald nicht mehr so schwer...

Zusammen mit einem Freund besuchte Susanne einen Tangokurs. Sie liebte diesen leidenschaftlichen stolzen Tanz und strahlte über das ganze Gesicht, wenn sie über die Tanzfläche schwebte. Und das tat sie tatsächlich, denn ihre Bewegungen waren leicht und geschmeidig. Nun hatte sie doch noch eine Form des Sports gefunden, die ihr richtig Freude machte. Mit der üblichen Schinderei, zu der sie sich immer zwingen musste, hatte das ganz und gar nichts zu tun.

Auch mit üppigen Formen kann man eine gute Figur machen

Eine festliche Einladung brachte Aufregung mit sich – die fünf Frauen waren zur Grimme-Preis-Verleihung eingeladen worden. Dort sollte ›Abnehmen in Essen‹ ausgezeichnet werden, und da durften die Hauptdarstellerinnen natürlich nicht fehlen. Die Frage, die nun jede Einzelne von ihnen beschäftigte, lautete: ›Was soll ich anziehen?‹ Schließlich wollten sie gut aussehen und auch eine gute Figur machen.

Susanne hatte in Sachen Klamotten schon immer den meisten Mut bewiesen. Sie liebte es groß gemustert und ruhig ein bisschen auffällig – aber diesmal hatte sie vor, auch noch in anderer Hinsicht Farbe zu bekennen. Zu diesem Anlass woll-

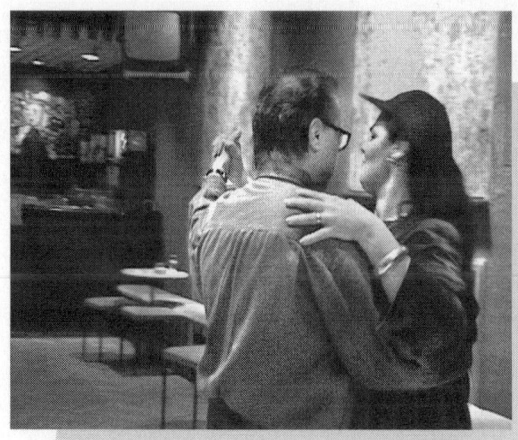

Ein Tänzchen in Ehren kann niemand verwehren.

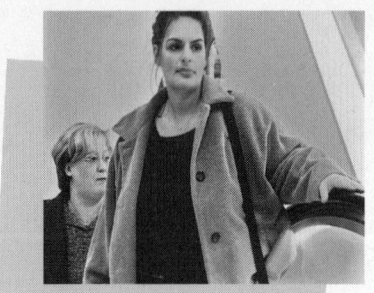

Sabina und Heike H. beim Shoppen

te sie ein Kleid tragen, das eng anlag. Jeder sollte ihre Rundungen bestaunen dürfen – vorbei die Zeiten, in den sie nur in weiten, gerade geschnittenen Säcken vor die Tür gegangen war. »Ich möchte jetzt einfach, dass man meine Taille sieht und dass man sieht, dass ich einen Busen habe, eine Taille und einen dicken Hintern. Ich werde die Anna Nicole Smith der Grimme-Preis-Verleihung sein – in ihren besten Zeiten natürlich.«

Sabina bewunderte den Mut ihrer Schwester, doch sie selber mochte es lieber etwas schlichter. Gemeinsam mit Heike H. machte sie sich auf die Suche nach dem richtigen Outfit. Beide waren ziemlich aufgeregt, denn selbstverständlich sollte es

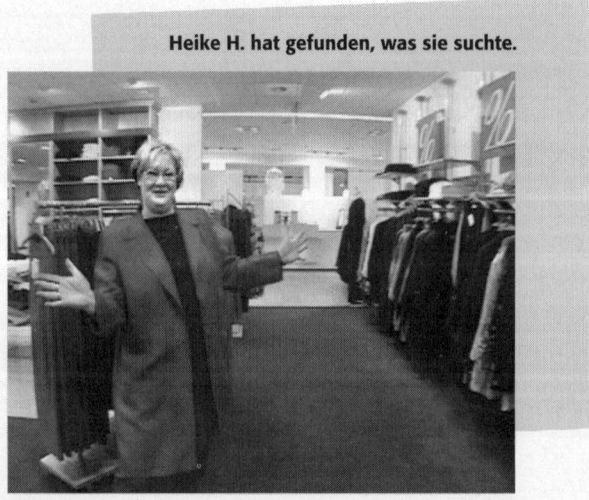

Heike H. hat gefunden, was sie suchte.

etwas Besonderes sein – aber wohl fühlen wollten sie sich natürlich auch. So etwas war nicht leicht zu finden.

Heike H. probierte einen knallroten Hosenanzug an, doch dann kamen ihr rasch Zweifel. War das nicht zu gewagt? »Das ist aber was für ganz mutige Frauen – das bin ich aber gar nicht. Ich tue immer nur so.«

> *Ich möchte keine weiten Sachen mehr tragen. Jetzt stelle ich das erste Mal fest, dass ich so etwas wie eine Taille besitze, und jetzt möchte ich bitte meine Taille auch zeigen...*
>
> Susanne

Zum Glück hatte sie jedoch ihre Freundin dabei, und Sabina war ehrlich begeistert. Sie machte Heike H. Mut – und die kaufte den Anzug schließlich. Für sich selbst suchte Sabina ein hüftlanges cremefarbenes Jackett aus.

Auch in der Telefonzentrale des Kaufhauses, in dem die drei Heikes arbeiteten, herrschte helle Aufregung. Heike M. wollte Heike S. das Kleid vorführen, das sie soeben in der Mittagspause erstanden hatte. Sie war unsicher, ob sie es auch wirklich tragen konnte. Ihre Wahl war auf ein enges ärmelloses Samtkleid gefallen, das fast bis zum Boden reichte. Darüber wollte sie eine leicht transparente Bluse tragen – aber passten diese beiden Teile wirklich zusammen?

Heike S. fand die Bluse nicht so schön und schlug vor, das Kleid ohne Bluse zu tragen. »Wenn ich solche Arme hätte, würde ich eine Party feiern.«

Trotzdem war Heike M. noch nicht ganz zufrieden. Sie tauschte das gute Stück wieder um, aber auch das neue Ensemble war lang und schmal geschnitten. Nun würde sie

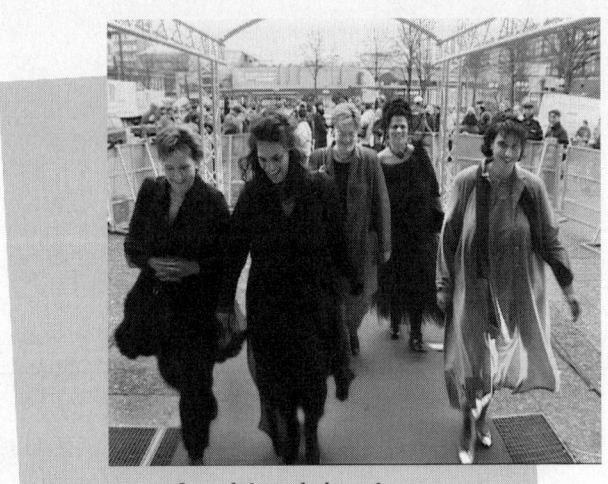
Der große Auftritt steht bevor!

einen langen schmalen Rock und eine taillierte bordeauxfarbene Bluse tragen.

Heike S. entschied sich ebenfalls für ein eher schmal geschnittenes Kleid mit einer Manteljacke aus fließendem Stoff darüber.

Schließlich hatten alle fünf Frauen etwas gefunden, was ihnen gefiel und worin sie auch gerne gesehen werden mochten. Alle hatten sich vom gerade geschnittenen Sack-Look verabschiedet. Auch mit Übergewicht konnte man umwerfend schön sein – das bewiesen sie ein weiteres Mal.

Alles wird anders, nur **die Pfunde** bleiben

Schon seit ein paar Tagen klagte Heike S. über Bauchschmerzen. Schließlich wurden sie so stark, dass sie ins Krankenhaus musste. Natürlich löste diese Nachricht bei ihrer Familie und auch ihren Freundinnen tiefe Bestürzung aus.

Eine Bauchspiegelung sollte Klarheit darüber bringen, was ihr fehlte. Nach der Untersuchung fragte Heikes Mutter ihre Tochter aus, was der Arzt denn so gesagt habe. Sie wollte alles genau wissen, wunderte sich allerdings ein bisschen über das verschmitzte Lächeln in Heikes Augen.

Damit Heike S. sich während der langen Stunden in dieser tristen Umgebung wenigstens etwas Gutes gönnen konnte, hatte die Mutter ihre Lieblingskekse, Gummibärchen und noch ein paar andere Leckereien mitgebracht. Ein wenig schuldbewusst ließ sie die Köstlichkeiten in dem Rollschränkchen neben Heikes Bett verschwinden, denn sie wusste ja von den Bemühungen ihrer Tochter abzunehmen. Aber dies war ja eine absolute Ausnahmesituation – da war ein bisschen Verwöhnen sicherlich erlaubt.

Allerdings war Heike S. gar nicht wirklich krank und deshalb recht vergnügt. Die Ursache dafür sollten nun auch ihre Eltern

Heike S. hat ein süßes Geheimnis.

erfahren. Der Arzt hatte bei ihr einen Schwangerschaftstest gemacht – und der war positiv ausgefallen. Noch war das Ergebnis aber nicht hundertprozentig sicher. Erst die Untersuchungen am kommenden Tag würden endgültige Klarheit bringen.

Natürlich waren ihre Eltern erst einmal sprachlos. So schnell hatten sie nicht damit gerechnet, Opa und Oma zu werden. Aber sie freuten sich sehr – obwohl zunächst die Angst blieb, ob denn auch alles in Ordnung war.

Thorsten strahlte über das ganze Gesicht. Heike lächelte amüsiert: »Dann muss ich ja jetzt für zwei essen!« Schon war sie mit ihren Gedanken wieder bei der Diät und dem nächsten Wiegen. »Ich bin mal gespannt. Ich darf ja nicht zunehmen. Wie mache ich das denn?« Sie sagte das mit einem lachenden und einem weinenden Auge – die Zeiten des Abspeckens waren für sie damit wohl vorerst vorbei. Aber ein Baby war immerhin ein absolut überzeugender Grund zuzunehmen – so bitter das auch war.

Schon am nächsten Tag erhielt Heike die frohe Nachricht: Sie war tatsächlich schwanger – und was beinahe noch wichtiger war: Es würde keine Komplikationen geben. Die Schmerzen rührten nur von der allgemeinen Umstellung des Körpers her und waren kein Anlass zur Sorge.

Beim nächsten Wiege-Termin war Heike S. längst wieder fit und hatte auch bereits die für Schwangere typischen Gelüste – ein Keks wäre jetzt nicht schlecht, bemerkte sie. Doch bei den Begic-Schwestern, wo das Treffen stattfand, gab es so etwas nicht. Süßigkeiten waren rigoros aus der Wohnung verbannt worden.

Heike S. nahm die Sache mit der Diät nicht mehr so recht ernst. Wie auch? Zunehmen würde sie in den kommenden

Monaten so oder so. Viel mehr beschäftigte sie die Frage, wie sie wohl mit einem schwangeren Bauch aussehen würde.

> **Also, für mich ist jetzt eines ganz klar: Ich muss wieder Sport machen.**
> *Sabina*

Damit sie eine plastische Vorstellung davon bekam, was da noch auf sie zukam, schob ihr Heike M. als kleinen Vorgeschmack ein dickes Kissen unter den Pullover.

Heike S. wollte trotz Schwangerschaft in der Gruppe bleiben, um auch ihr Gewicht weiterhin zu kontrollieren. Schließlich sollte man in der Schwangerschaft nicht mehr als sechzehn Kilo zunehmen. Das wusste Heike M. ganz genau, denn die Geburt ihrer eigenen kleinen Tochter lag noch nicht so weit zurück.

Nun gab es nichts mehr zu besprechen – oder drum herum zu reden. Sabina stieg als Erste auf die Waage. Sie war sich fast sicher, dass sie zugenommen hatte, und hatte große Angst, es nun in konkreten Zahlen vor sich zu sehen. Aber es half ja nichts, wozu sollte man sich etwas vormachen...

106,4 Kilo zeigte die Waage an, das bedeutete ein Plus von 3,7 Kilo. Sabina war frustriert. »Also, für mich ist jetzt eines ganz klar: Ich muss wieder Sport machen.« Der Kampf gegen die Pfunde war ein ständiger, ein lebenslanger. Und wenn man nur ein bisschen darin nachließ, wurde einem die Rechnung gleich präsentiert.

Ab sofort ging Sabina wieder ins Fitnessstudio und schwitzte an den Geräten, denn sie war fest entschlossen abzunehmen. Während sie sich mit Hanteln und Gewichten abmühte, hatte sie viel Zeit zum Nachdenken, und sie erkannte, dass der

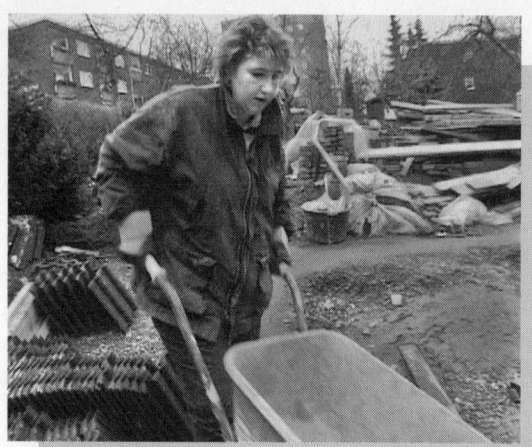
Beim Schieben der Schubkarre purzeln die Pfunde.

Sport und das Abnehmen einiges gemeinsam hatten. »Das ist ja das total Beschissene an der ganzen Sache – die Qualen immer wieder durchzustehen. Du hast wieder nichts drauf, wenn du Pause gemacht hast. Du fängst wieder bei null an. Du quälst dich wieder durch die ersten Minuten. Und so ist das auch mit dem Abnehmen. Da hast du schon mal abgenommen, dann nimmst du wieder zu, und du fängst jedes Mal wieder da an, wo du dachtest: Das habe ich schon lange hinter mir.«

Auch die anderen hatten diesmal keine rechte Lust, auf das ›Teufelsinstrument‹ zu steigen, das ihrer aller Leben so sehr beherrschte.

Nun war Susanne dran. Auch sie hatte zugelegt – 118,2 Kilo, also 1,5 mehr als beim letzten Mal. Heike S. erging es ähnlich. Ihre Schwangerschaft konnte sie für die 2,9 Kilo mehr noch nicht verantwortlich machen. Bei Heike H. war bis auf ein paar Gramm alles unverändert geblieben. Die Einzige, die wirklich Grund zur Freude hatte, war Heike M. Sie hatte richtig abgespeckt, ganze 2,9 Kilo waren weg. Der Hausbau nahm sie voll in Anspruch, und die harte körperliche Arbeit machte ihr große Freude. Da blieb gar keine Zeit, um ans Essen zu denken. Und abends war sie dann meist so müde, dass sie nur noch halbtot ins Bett fiel.

Heike H. war so unzufrieden, dass sie, ähnlich wie Sabina, unbedingt etwas unternehmen wollte, um endlich einen durchschlagenden Erfolg zu erzielen. Ein paar Pfunde weniger, dann wieder ein paar Pfunde mehr. Das war ermüdend und ungeheuer ernüchternd. Heike H. war entschlossen, ihre Diät noch mehr zu verschärfen. Sie musste sich einfach strikter einschränken, dann würde sie es schon schaffen. Noch immer war sie davon überzeugt, dass ihre angebliche Disziplinlosigkeit das Hauptproblem war. »Da gibt es eine gute Diät – was heißt Diät, fertige Pakete mit fertigem Essen für eine Woche. Also, ich brauche nicht kochen, ich brauche nicht denken, ich kann einfach nur einen Beutel aus der Gefriertruhe nehmen und mir das warm machen. Und das schmeckt supergut. Ist zwar nicht sehr viel, aber nach einer Woche hat man sich daran gewöhnt.«

> *Weißt du, wie schlimm das ist, wenn du nachts aufwachst und in der Bude rumrennst, knabberst Weihnachtskekse an, die irgendwo rumgammeln, nur damit du was Süßes bekommst?*
>
> *Heike H.*

›Italienische Schlemmerdiät‹ nannte sich das Ganze – und Heike H. war begeistert. Was wollte man mehr? Wenn jetzt noch die Pfunde dahinschmolzen, dann hatte sie ihre ideale Abnehmmethode gefunden. Voller Zuversicht stürzte sie sich in dieses Experiment. »Ich mache das jetzt, um einfach noch mal dahin zu kommen, abnehmen zu wollen, weil einfach nur so mit ›Trallala‹ und mich selbst bescheißen, das bringt ja nichts.« Sie freute sich auf ihren neuen, verschärften Diätversuch.

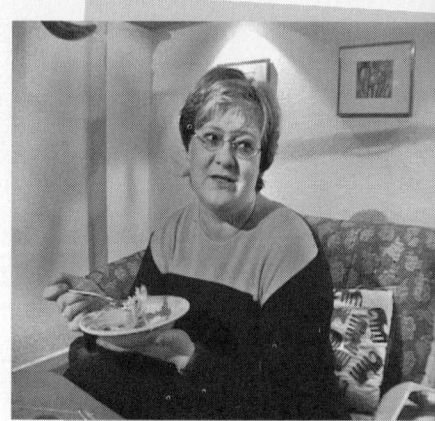

Eine Schlemmerdiät – da sagt Heike H. nicht nein.

! Über die Ursachen und Zusammenhänge der Esssucht nachdenken

Abends bereitete sich Heike H. ihr Essen zu. Und das, was heute auf dem Speiseplan stand, sah wirklich gut aus. Sie aß es mit Appetit, aber schon bald war der Teller leer – und Heike H. hatte nicht das Gefühl, wirklich satt zu sein. Sie machte sich Gedanken darüber, ob das der Grund für ihr Übergewicht sein könnte. »Ich glaube einfach, das sind die Portionen, die ich esse. Aber ich würde gerne, weil das so lecker ist, noch mal den gleichen Teller essen – dann bin ich satt.«

Heike H. wusste selbst genau, dass dies nur die halbe Wahrheit war. Denn gerade in letzter Zeit wurde sie immer wieder von einer nächtlichen Versuchung heimgesucht – dann überkam sie ein nahezu unwiderstehlicher Drang, etwas Süßes essen zu müssen. »Weißt du, wie schlimm das ist, wenn du nachts aufwachst und in der Bude rumrennst, knabberst Weihnachtskekse an, die irgendwo rumgammeln, nur damit du irgendwas Süßes bekommst?«

Erst wenn sie einen Weg fand, diesen Attacken nicht mehr nachzugeben, sie möglichst ganz und gar aus ihrem Leben zu verbannen, würde sie langfristig und dauerhaft abnehmen können.

Woher dieser Heißhunger auf Süßigkeiten kam, war ihr unerklärlich. Dass es dafür Ursachen geben könnte – wie zum Beispiel Stress oder innere Unruhe –, schloss sie zwar nicht mehr aus, aber so ganz wahrhaben wollte sie es auch nicht. Den Gedanken daran schob sie immer wieder rasch beiseite.

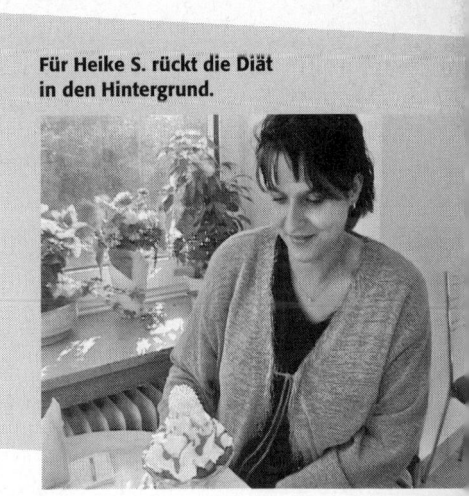

Für Heike S. rückt die Diät in den Hintergrund.

Im Leben von Heike S. hingegen trat die Diät immer mehr in den Hintergrund, was sehr verständlich war, denn ihre Schwangerschaft nahm sie voll und ganz in Anspruch. Thorsten begleitete sie zum Frauenarzt, und beide waren furchtbar aufgeregt. Die zweite Ultraschalluntersuchung

> **Stell dir mal vor, dir passiert ein Unfall auf der Straße, und die netten, süßen Rettungssanitäter wollen mich retten. Aber wenn die dann hinten auf dem Schild lesen: Größe 50/52, Größe XXL, dann lassen die mich doch liegen.**
>
> Heike M.

stand bevor, und heute würden sie erfahren, ob sie einen Jungen oder ein Mädchen bekamen. Nervös drückte Heike Thorstens Hand – und dann sahen sie es: Es war eindeutig zu erkennen, dass dort in Heikes Bauch ein Sohn heranwuchs. Natürlich ließen sie sich das Ultraschallbild ausdrucken – das erste Foto von ihrem Kind.

Als Nächstes schauten sie sich die Räume an, in denen die Geburt stattfinden würde. Heike war begeistert, alles sah so hell und freundlich aus. Und das Wichtigste: Thorsten würde die ganze Zeit dabei sein dürfen. Außerdem stand eine Hebamme bereit, und wenn es ernst wurde, kam auch noch ein Arzt hinzu. Da konnte ja eigentlich nichts mehr schief gehen.

Dass es bald einen kleinen Stammhalter bei der Familie Siepermann geben würde, musste selbstverständlich gebührend gefeiert werden. Die zukünftigen Eltern stießen auf diese Nachricht auf ihre eigene Art und Weise an. Heike bestellte einen riesigen Eisbecher mit frischen Erdbeeren und einer ordentlichen Portion Sahne obendrauf. Thorsten entschied sich für einen leckeren Milchshake. Es gab eben Momente im Leben, in denen man auf gar keinen Fall an Kalorien denken sollte.

Besondere Ereignisse verlangten auch nach besonderen Freudenfeiern – und da durfte man schon mal ein paar gute Vorsätze über Bord werfen. Heike S. jedenfalls war überglücklich und ließ sich jeden Löffel der kalten Köstlichkeit schmecken.

Für das nächste Wiegen hatte sich Susanne besonders schick gemacht. Ein auf Figur geschnittenes Kleid aus einem Stoff mit pinkfarbenen und schwarzen Karos brachte ihre neuen Formen vorteilhaft zur Geltung, und Susanne strahlte. Sie war gespannt auf die Reaktion ihrer Freundinnen, und die ließ auch nicht lange auf sich warten. Die drei Heikes und Sabina bestaunten Susanne und fanden sie ungeheuer mutig. Alle waren sich einig: Susanne konnte so etwas wunderbar tragen und machte eine hervorragende Figur darin.

Eine neue Garderobe war natürlich unweigerlich notwendig, wenn die Kilos dahinschmolzen, und es machte gewal-

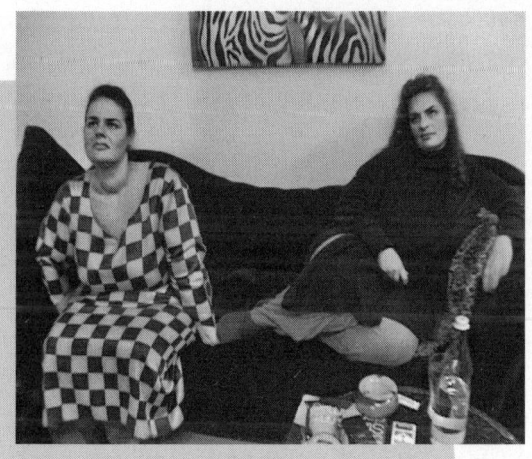

Sabina findet das Kleid ihrer Schwester mutig.

tigen Spaß, sich neu einzukleiden. Jedes Mal, wenn eine der Frauen feststellte, dass ihr etwas zu groß geworden war, war das ein echter Triumph – und eine wirkungsvolle Motivation, mit dem Abnehmen weiterzumachen.

Heike M. hatte zu diesem Treffen ein paar T-Shirts mitgebracht, die nur noch weit an ihr herunterhingen. Aber vielleicht passten sie ja einer der anderen Frauen. Heike S. probierte eifrig an, doch die Enttäuschung war groß, denn ihr waren die T-Shirts zu klein. Mit ihrer Schwangerschaft konnte das noch nichts zu tun haben. Entsetzt betrachtete sie ein Pölsterchen, dass sich unter dem dünnen Shirt deutlich abzeichnete.

> **Hey, warum nimmt mich denn kein Zug mit, warum stehe ich immer noch am Bahnhof? Alle fahren mit irgendeinem Zug mit – nur ich nicht.**
>
> Sabina

Sabina stand auf und machte sich wieder einmal als Erste mit entschlossener Miene auf in Richtung Waage. Sie wollte es einfach hinter sich haben. Dieses Folterinstrument schien ihr ärgster Feind zu sein, ein Ding, das eine erschreckende Macht über sie alle besaß. Und dann

sah sie es wieder einmal überdeutlich vor Augen: 107,3 Kilo, was bedeutete, dass sie 800 Gramm zugenommen hatte. Sabina war enttäuscht, sie hatte sich so sehr bemüht, diesmal abzunehmen, hatte auch Sport getrieben – nur mit dem weniger Essen, das hatte nicht funktioniert. Sabina hatte das Gefühl, in einer Sackgasse zu stecken.

Als Nächste war Heike S. an der Reihe. Sie traute ihren Augen kaum: Eben noch war sie frustriert gewesen, weil das

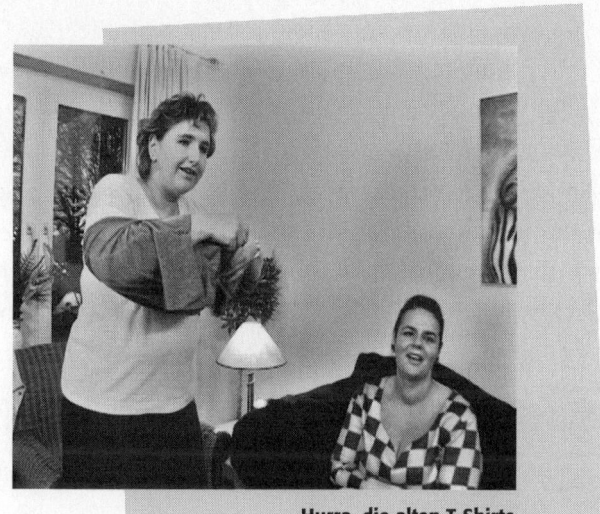

Hurra, die alten T-Shirts sind zu groß geworden!

T-Shirt spannte, doch nun konnte sie sich freuen. Sie hatte immerhin 900 Gramm abgenommen, und das trotz Schwangerschaft und kleiner Schlemmersünden zwischendurch. Der Gott der Kilos schien wirklich ein ungerechter zu sein.

Auch Susanne konnte mehr als zufrieden sein mit ihrem Ergebnis: Die Waage zeigte stolze 4,9 Kilo weniger an als beim letzten Mal. Und das war noch nicht alles: Ihre Schlüsselbeine bahnten sich ihren Weg an die Oberfläche und waren mittlerweile schon recht deutlich zu erkennen. Das war einen kräftigen Applaus wert.

Sabina sagte übertrieben ernst zu Susanne: »Schwester, du weißt, dass ich dich liebe, aber du weißt, dass ich es nicht ertragen kann, wenn du weniger wiegst als ich.«

Noch war es zum Glück nicht so weit, denn Susanne wog immer noch sechs Kilo mehr als ihre Schwester. Aber wenn sie weiter so abnahm und Sabina mehr oder weniger bei ihrem alten Gewicht blieb, dann war es nur noch eine Frage der Zeit, bis Susanne an ihr vorbeizog.

Sabina war entsetzt. »Hey, warum nimmt mich denn kein Zug mit, warum stehe ich immer noch am Bahnhof? Alle fahren mit irgendeinem Zug mit – nur ich nicht.«

Doch sie war nicht allein. Auch bei Heike M. tat sich nicht sehr viel. 200 Gramm hatte sie zugenommen – wahrlich kein großer Erfolg.

Bei Heike H. sah das schon ganz anders aus. Sie hatte 5,4 Kilo abgenommen und freute sich riesig. Da hatte sich ihre ›Italienische Schlemmerdiät‹ wirklich bezahlt gemacht. Und das Abnehmen war ihr gar nicht schwer gefallen, einmal abgesehen von den nächtlichen Heißhungerattacken in Sachen Zuckerwerk. Trotz alledem waren die Kilos geschwunden – und das machte Mut.

Zum eigenen Körper stehen

Für jede der Frauen gab es Dinge, die sie sich mit ihren überzähligen Kilos einfach nicht traute. Bei der einen war es der Besuch einer Sauna, bei der anderen der Gang ins Schwimmbad. Dort präsentierte man sich mehr oder weniger nackt und ungeschützt einer kritischen Öffentlichkeit – und schämte sich. Heike M. brachte es auf den Punkt: »Ich möchte nicht vor der Öffentlichkeit, die sich in diesem Schwimmbad befindet, ins Wasser gehen. Ich habe nicht die Traute.«

> **Dick sein kann halt auch als Entschuldigung für viele Dinge im Leben gelten, die nicht funktionieren.**
>
> Susanne

Sich genieren, den eigenen Körper zu zeigen, sich am liebsten verstecken wollen, das war ein Gefühl, das alle fünf Frauen bestens kannten. Heike S. wusste, warum das so war. »Selbst mit einer großen Nase kann man leben, oder mit abstehenden Ohren, denn dafür kannst du nichts, das ist einfach angeboren, aber dick sein .. .. Das ist eine Sache, für die man was kann, und deshalb schämt man sich. Das ist der einzige Grund.«

Niemand konnte sich unsichtbar machen, und niemand sollte dies versuchen. Auch für die Freundinnen war dies natürlich keine Lösung, ganz im Gegenteil: Sie mussten lernen, zu ihrem Körper zu stehen, und sei es auch mit etwas mehr Pfunden.

Die Chance, sich einen echten Schub in Sachen Selbstbewusstsein zu genehmigen, bekamen sie sehr bald – bei einer Modenschau für mollige Frauen. Und sie sollten dabei die Hauptdarstellerinnen sein und als Models über den Laufsteg schweben.

Die Nervosität war groß, doch selbstverständlich erfüllte es die Frauen auch mit enormem Stolz, diesen großen Auftritt erleben zu dürfen, zumal er ja in modischem Outfit stattfinden sollte – also gut verhüllt. Strahlend schritten sie, eine nach der anderen, über den Catwalk, und die Resonanz beim Publikum war überwältigend. Tosender Applaus schlug ihnen

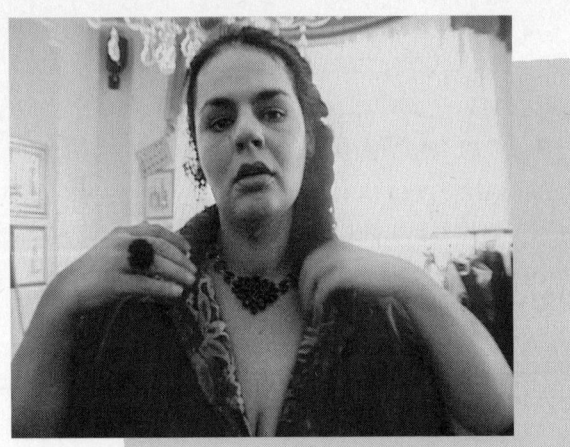

Als Model auf den Laufsteg - Susanne ist nervös.

entgegen. Da machte es großen Spaß, im Mittelpunkt zu stehen und die bewundernden Blicke der anderen zu genießen – zumal das Publikum ja auch nicht aus gertenschlanken Mannequins bestand.

Trotz aller positiven Resonanz – zum Beispiel bei der Modenschau – und trotz aller Komplimente war Sabina fest entschlossen, etwas Grundsätzliches in ihrem Leben zu verändern, etwas, das über eine normale Diät und das Überdenken der individuellen Essgewohnheiten weit hinausging. Sabina wollte eine Therapie beginnen – ein Projekt, das sich aller Voraussicht nach über einen Zeitraum von immerhin zwei Jahren erstrecken würde. Aber diesen Aufwand war ihr die Sache allemal wert. »Ich esse halt aus den falschen Gründen, und ich möchte einfach lernen, aus den richtigen Gründen zu essen.«

Sabina litt, und sie spürte intuitiv, dass sie gegen das Gefühl rebellierte, auf Biegen und Brechen etwas schaffen zu müssen.

»Ich fühle mich unter Druck, die ganze Zeit. Nonstop unter Druck. Mit dem Essen, mit dem einmonatlichen Wiegen... Immer geht es nur ums Abnehmen... und dann geht nichts mehr bei mir.«

Doch sie wollte sich befreien – nicht nur vom Druck, sondern auch davon, sich durch Essen der Realität zu entziehen, Problemen aus dem Weg zu gehen und sich Unsicherheiten nicht zu stellen. Erst wenn sie sich schonungslos einer Analyse ihres Verhaltens stellte, würde sie eine echte Chance haben, Essen als Schutz- und Fluchtmittel nicht mehr zu brauchen.

> **Ich esse halt aus den falschen Gründen, und ich möchte einfach lernen, aus den richtigen Gründen zu essen.**
>
> *Susanne*

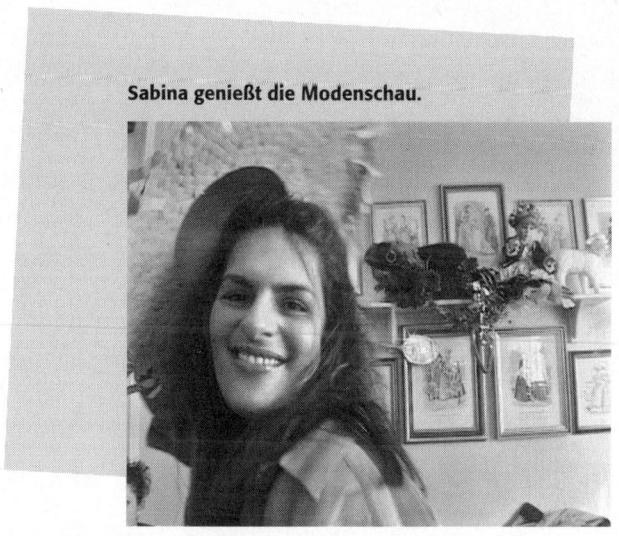

Sabina genießt die Modenschau.

Jammertal und Höhen**flug**

▶

Mittlerweile war es wieder Sommer geworden, deshalb fand das Wiegen diesmal im Freien statt. Dass Heike S. leicht zugenommen hatte, war natürlich keine Überraschung, aber sie lief ja ohnehin außer Konkurrenz.

Susanne hatte überhaupt kein gutes Gefühl, als sie auf die Waage stieg. Und ihre

> **Nicht aufgeben und die Geduld nicht verlieren. Das ist einfach so. Man ist dann so traurig, aber das geht bestimmt wieder weiter.**
>
> *Heike H.*

dunklen Ahnungen wurden bestätigt: Sie hatte zum ersten Mal seit Monaten zugenommen. Heike S. versuchte sofort, sie zu trösten. Immerhin hatte Susanne seit Beginn der Diät schon jede Menge abgenommen. Irgendwann war eben bei jeder ein Punkt erreicht, wo es erst einmal nicht weiterging. Da hieß es dann durchhalten und sich nicht entmutigen lassen.

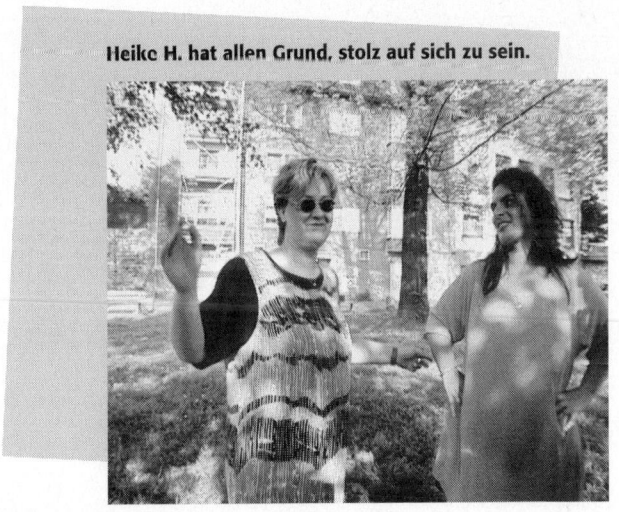

Heike H. hat allen Grund, stolz auf sich zu sein.

> **Und ich schwitze mich kaputt wie nur was – und das macht mir gar nichts.**
>
> *Heike H.*

Susanne stand eine harte Zeit bevor. Sie war traurig und ein bisschen mutlos.

Ganz anders erging es da ausnahmsweise einmal ihrer Schwester. Sabina jubelte innerlich – endlich machten sich ihre Mühen bezahlt, denn sie hatte abgenommen. 1,5 Kilo minus waren zwar nicht die Welt, aber darauf kam es ihr auch gar nicht an. Wichtig war allein, dass sich ihr Gewicht überhaupt reduziert hatte. »Auf jeden Fall ist ›abgenommen‹ mega-wichtig für mich. Ich habe mich ja schon ganz weit weg gesehen von den anderen.«

Endlich hatte sie wieder neuen Mut gefasst, und schon steckte sie sich ein neues, ehrgeiziges Ziel. Sabina war so glücklich, dass sich ihre Gewichtskurve endlich in die herbei-

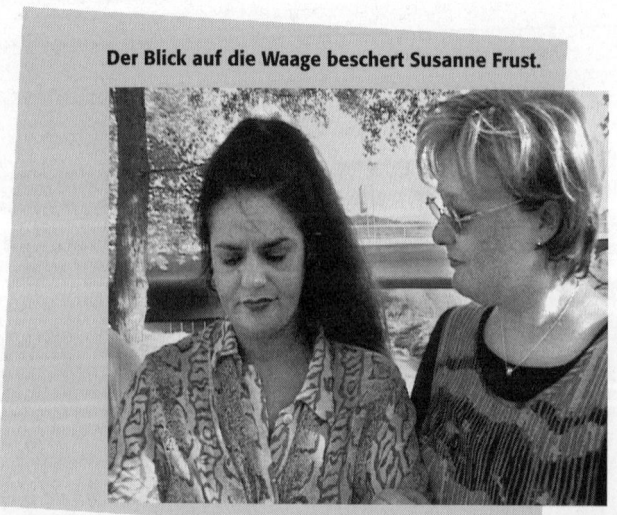

Der Blick auf die Waage beschert Susanne Frust.

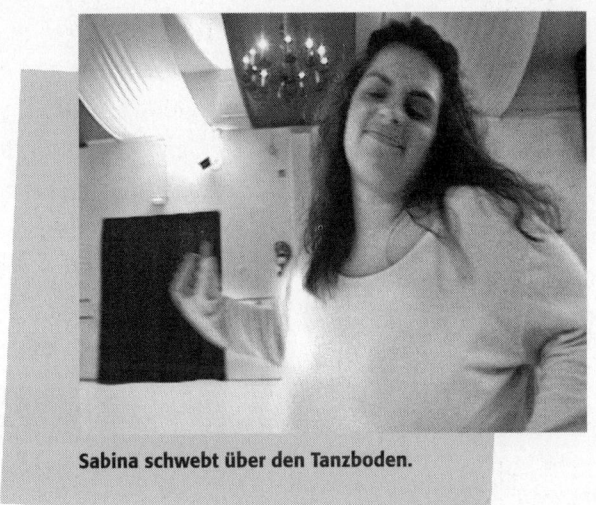
Sabina schwebt über den Tanzboden.

gesehnte Richtung bewegte, weshalb sie sich nun vornahm, die 100-Kilo-Grenze zu unterschreiten. Das konnte doch zu schaffen sein.

Heike H. hatte dieses Ziel bereits erreicht. Mit 98,2 Kilo wog sie so wenig wie noch niemals zuvor, worüber sie sich natürlich königlich freute. Das waren stolze 6,6 Kilo weniger als beim letzten Wiegen. Und ihr überschwängliches Glücksgefühl steigerte sich noch, als Heike M. als Nächste auf die Waage stieg, denn erstmals seit Beginn der schonungslosen Aufzeichnungen auf dem ›Schmerzensblatt‹ wog diese mehr als sie. Der Unterschied war mit 600 Gramm eigentlich verschwindend gering, aber für Heike H. schien es geradezu ein ganzes Universum zu sein. Eine magische Grenze war überschritten – sie war nun das ›Federgewicht‹ unter den Freundinnen.

Heike H., Heike M. und Sabina waren hellauf begeistert, denn gemeinsam hatten sie eine neue Methode entdeckt, gegen die Pfunde anzukämpfen. So richtig sportbegeistert waren sie alle drei nicht, und da fiel es oft schwer, den inneren Schweinehund zu überwinden und das Muskeltraining nicht zu vernachlässigen. Doch nun hatten sie etwas gefunden, das ihnen allen sehr viel Spaß machte.

Das Zauberwort hieß ›Improvisationstanz‹. Leicht wie eine Feder schwebten sie über den Tanzboden – so jedenfalls fühlten sie sich. Und wenn die eine oder andere Schrittfolge mal nicht so richtig klappte, war das auch kein Problem, da man sich Hilfe suchend an die beiden anderen Mitstreiterinnen wenden konnte. Auf deren Solidarität war Verlass. So machte Bewegung Spaß.

Sich nicht verstecken – weder vor anderen noch vor sich selbst

Die Tatsache, dass Sabina abgenommen hatte, gab ihr neuen Schwung und den Mut, sich einen lang gehegten, heimlichen Wunsch zu erfüllen. »Mein Haupttraum ist, dass ich so was wie die Melitta-Frau werde, so ein immer wiederkehrendes Gesicht auf dem Bildschirm.«

Sie ging zu einer Casting-Agentur und ließ sich dort in die Kartei aufnehmen. Die Agentur vermittelte hauptsächlich Models für Werbeaufnahmen und Modenschauen, aber auch Kleindarsteller und Komparsen. Zunächst zweifelte Sabina, ob sie wegen ihres Übergewichts überhaupt Chancen hatte, irgendwann ein paar Auftritte zu bekommen. Doch die Lei-

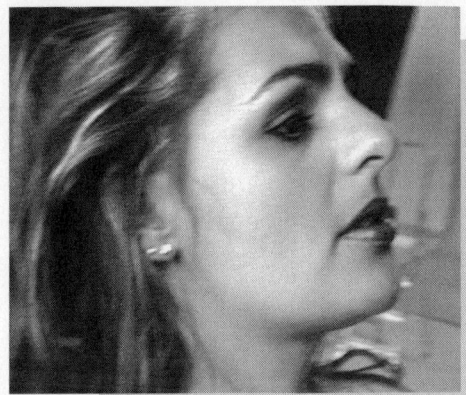

Sabina lässt sich stylen.

terin der Agentur, mit der sie ein Gespräch führte, zerstreute ihre Bedenken. Nicht auf die Figur käme es an, es sei egal, ob jemand dünn oder dick sei, allein der Typ sei entscheidend. Und sie räumte Sabina durchaus Möglichkeiten ein – ein bisschen Geduld müsse sie jedoch mitbringen, aber das sei bei allen anderen auch so.

Sabina strahlte und erklärte sich bereit, Fotos machen zu lassen. Sie hatte extra verschiedene Outfits eingepackt, um zu zeigen, was man aus ihrem Typ alles machen konnte.

Sie wurde geschminkt und frisiert, das Styling war perfekt. Sabina sah klasse aus.

Das Fotoshooting war der krönende Abschluss. Sabina posierte ganz locker, alle Unsicherheit war von ihr abgefallen. Sie war stolz darauf, diesen Schritt gewagt zu haben. Nun spielte es kaum noch eine Rolle, ob sie wirklich gecastet wurde oder nicht – allein für diese Erfahrung hatte sich die Sache schon gelohnt. Man musste etwas wagen, wenn man wollte, dass die Träume Wirklichkeit wurden.

Von Niederlagen nicht aus dem Konzept bringen lassen

Susanne, Sabina, Heike H. und Heike M. hatten sich getroffen, um zusammen etwas zu unternehmen. Unversehens landeten sie in einer Eisdiele – und da kleine Sünden gelegentlich erlaubt waren, bestellten sie sich bis auf Heike H. alle einen großen Becher mit dem köstlichen süßen Gefrorenen. Heike H. blieb eisern und entschied sich für einen Becher Erdbeeren ohne Eis.

Alle genossen sie ihre Portion. Nach einer Weile seufzte Susanne sehnsüchtig und betrachtete gedankenverloren den leeren Eisbecher, der vor ihr stand. »Ich könnte mir jetzt noch zehn Kugeln kaufen. Die kaufe ich mir aber nicht. Das wäre dann zu viel. Drei Eis reichen«, sagte sie lachend.

> *Ich denke die ganze Zeit, während ich jetzt mit dir rede, nur an Essen, an herzhaftes Essen.*
>
> Susanne

Doch trotz dieser Erkenntnis schaffte Susanne es einfach nicht, sich mit einem Eis zufrieden zu geben. Sie bestellte noch eine Kugel Eis, überzogen mit Schokosauce – so eine Art Nachtisch. Und wenn erst einmal die Hemmschwelle überschritten war, dann gab es kein Halten mehr. Doch das wollte sie sich im Moment nicht eingestehen, von ihrem schlechten Gewissen wollte sie sich den Spaß nicht verderben lassen. Aber leider war ihm nicht so einfach zu entkommen – und der Katzenjammer folgte garantiert.

Kaum war die Lust auf etwas Süßes gestillt, meldete sich direkt der Wunsch nach etwas Neuem. Eine Pizza wäre genau das Richtige.

Susanne zuckte resigniert mit den Schultern. Würde das denn niemals aufhören, dass sie auf Süßes etwas Herzhaftes folgen lassen musste – und umgekehrt? In so einer Situation versuchte sie immer wieder, den Gedanken an Essen zu verdrängen und sich schnell abzulenken. Aber leider funktionierte das fast nie. Ganz im Gegenteil: Ihre Fantasie schien sich um nichts anderes mehr drehen zu können.

Plötzlich verfluchte Susanne die Entscheidung, in das Eiscafé gegangen zu sein, denn erst dadurch war sie in diesen Teufelskreis geraten, der sich für sie nun zum blanken Horror entwickelte.

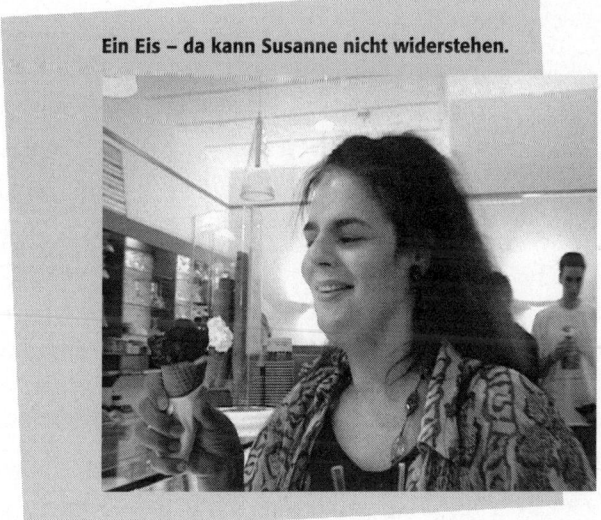

Ein Eis – da kann Susanne nicht widerstehen.

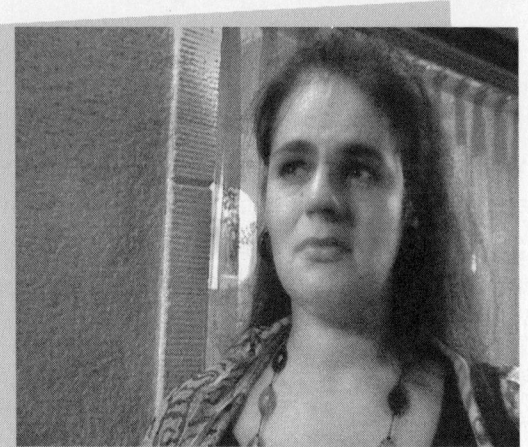
Susanne macht sich schlimme Vorwürfe.

Ihre Stimmung war schlagartig umgeschlagen. Eben erst hatte sie noch fröhlich verkündet, sie genieße jede einzelne Kugel Eis und habe kein schlechtes Gewissen. Und nun litt sie zutiefst unter der Tatsache, dass sie wieder einmal hemmungslos gesündigt hatte.

Diese radikalen Stimmungsschwankungen und die sich dann unweigerlich einstellenden bittern Selbstvorwürfe kannten auch die anderen Frauen. Sie kamen immer dann, wenn man den Kampf gegen die Esssucht erneut verloren hatte. Sobald die Leckereien im Magen angekommen waren, lagen sie dort wie Hinkelsteine und verursachten ein gewaltiges Gefühl von Frust und Verzweiflung. Susanne schüttelte über sich selbst den Kopf, sie war kreuzunglücklich. Wie konnte man nur so schwach sein?

Es gelang ihr an diesem Tag nicht, ihre Gelüste zu beherrschen. Der Wunsch, nach dem süßen Eis eine Pizza zu essen, war einfach zu übermächtig. Wieder einmal hatte sie gegen sich selbst verloren. Sie hasste sich dafür, war aber in solchen Momenten einfach hilflos.

Sie ging in den nächsten Imbiss und bestellte, wonach sie gelüstete - eine große Pizza zum Mitnehmen. Kaum war sie wieder auf der Straße, machte sie sich mit Heißhunger darüber her. Tränen rannen ihr übers Gesicht. Warum konnte sie nicht stärker sein als die Versuchung? »Ob ich jetzt in einer Sackgasse bin? Ich hoffe nicht, ich hoffe nicht.«

Sie hatte die ganze Zeit so tapfer abgenommen, war diszipliniert und beharrlich gewesen. War nun alles wieder vorbei? Susanne hatte Angst – vor dem berüchtigten Jojo-Effekt und davor, sich niemals von ihrer Sucht befreien zu können.

Erfolge vor Augen halten

Zum Glück ließ sich Susanne nicht so schnell unterkriegen. Wenn sie wieder mal rückfällig geworden war, führte sie sich vor Augen, was sie schon alles erreicht hatte. Seit Beginn der Diät hatte sie schließlich schon mehr als vierzig Kilo abgenommen – und hatte also wirklich allen Grund, stolz auf sich zu sein.

Immer wenn sie sich mutlos fühlte, führte sie sich vor Augen, welche Dinge sie jetzt schon alle tun konnte, die ihr zu Beginn der Diät noch unmöglich gewesen waren. Zu den ehemaligen Folterinstrumenten gehörten zum Beispiel kleine Café- und Bistro-Sesselchen. Nun ließ sie sich mit einem seligen Seufzer auf eines dieser Sitzmöbel fallen. »Ach, ich fin-

> **Ob ich jetzt in einer Sackgasse bin? Ich hoffe nicht, ich hoffe nicht!**
>
> *Susanne*

de das so genial, dass ich jetzt einfach in diesen Stuhl passe. Früher hätte ich mich nie in solche Stühle reinsetzen können – die waren echt zu eng. Früher war das so – ich habe mich irgendwie reingequetscht, und dann quoll hier an der Seite alles raus. Es ging gar nichts. Und wenn ich aufgestanden bin, bin ich immer komplett mit Stuhl aufgestanden.«

Diese Zeiten waren nun zum Glück vorbei – und Susanne genoss es. Um sich selbst zu beweisen, dass sie nicht nur in schmale Stühle passte, sondern auch ein Eiscafé betreten konnte, ohne jedes Mal zu sündigen, bestellte sie sich einen Kaffee und sonst nichts.

Man musste nach vorne schauen und sich nicht immer wieder über vergangene Fehler ärgern, das hatte Susanne gelernt. Sie würde jedenfalls den Mut und die Hoffnung nicht aufgeben.

Endlich keine Angst mehr vor Bistro-Stühlen!

Des **einen Freud** ist des **anderen Leid**

Bei den fünf Frauen stand wieder jener Termin an, den sie am wenigsten mochten – das Wiegen. Niemand wollte so recht beginnen, doch dann ergriff Heike S. die Initiative. »Ich schreibe und wiege mich als Erste, denn dann kann ich mich wieder hinsetzen.« 111,9 Kilo zeigte die Waage an. Heike S. konnte zufrieden sein: Sie hatte nur 1,4 Kilo zugelegt, aber das war in Anbetracht ihrer Schwangerschaft auch vollkommen in Ordnung.

Als Nächste war Susanne an der Reihe – und sie zauberte einen sensationellen Wert auf die Waage. 109,5 Kilo, das waren 6,7 weniger als beim letzten Mal. Sie war unendlich erleichtert und stieß einen Stoßseufzer aus. »Gott sei Dank! Ach, bin ich froh.« Die anderen beneideten sie ziemlich um diesen Triumph, aber sie gönnten ihn ihr natürlich. »Und jetzt schaffe ich es auch zweistellig. Ihr seht mich noch alle unter hundert Kilo. Das ist jetzt die Kampfansage.« Susanne war nun noch einmal so richtig motiviert – und schwamm auf ihrer Erfolgswelle zu ungeahnten Zielen, an die überhaupt zu denken sie sich zuvor nie getraut hätte.

Heike H. führt einen Freudentanz auf.

Bei Sabina sah das schon ganz anders aus. Die stürzte gerade in ein tiefes Frustloch, denn sie hatte zugelegt. 107,3 Kilo brachte sie auf die Waage, 1,6 Kilo mehr als beim letzten Wiegen. Damit hatte sie nicht gerechnet. »Ich hatte eine Woche, da ging es mir blendend, da habe ich mich so gesund ernährt und meinen Sport gemacht und alles ... und dann bin ich da irgendwie wieder rausgerutscht.« Sabina fühlte sich richtig elend. Wieso schafften es immer nur die anderen abzunehmen? Dabei gab sie sich so viel Mühe. Sie war kurz davor aufzugeben. »Ich werde mir diesmal nichts vornehmen fürs nächste Wiegen. Ging ja bis jetzt immer schief, immer. Nein, mache ich nicht mehr.« Sie kämpfte mit den Tränen und drehte sich weg. Sie wollte gar nicht wissen, wie es bei den anderen aussah.

Heike M. hatte ein Plus von 300 Gramm zu verzeichnen, das wirklich nicht der Rede wert war. Und auch Heike H. war zufrieden, denn sie hatte immerhin 2,4 Kilo abgenommen. Mit 95,8 Kilo war sie zur Zeit wieder das Leichtgewicht der Gruppe – und unglaublich stolz darauf.

Fachmännische Hilfe suchen, wenn man allein nicht weiterkommt

Sabina merkte, dass es ihr immer schwerer fiel, die für das Abnehmen notwendige Selbstdisziplin aufzubringen, weshalb sie ja auch wieder zugelegt hatte. Sie spürte, dass sie es allein nicht schaffen würde, den überflüssigen Pfunden zu Leibe zu rücken. Deshalb hatte sie mit einer Therapie begonnen.

Der Entschluss dazu war ihr nicht leicht gefallen, aber sie hatte erkannt, dass sie erst dann erfolgreich abnehmen würde, wenn sie ihr Essverhalten und die Gründe dafür erkannt hatte.

Doch dieser Prozess war alles andere als einfach und oft sogar schmerzhaft. »Ja, die Therapie, die ist halt sehr, sehr anstrengend für mich, weil ich so viele Dinge auch über mich erkenne, die ich total blöd finde.«

Nagende Selbstzweifel und euphorische Glückszustände wechselten oft in rascher Folge. Manch bittere Selbsterkenntnis traf Sabina, und auch längst vergessen geglaubte Erlebnisse kamen zurück in die Erinnerung, erschienen in einem ganz neuen Licht. Sabina war oft traurig, wenn sie von der Therapie kam, aber sie hatte trotzdem das Gefühl, der Ursache ihrer Probleme näher zu kommen.

Der nächste Schritt musste sein, aus den neu gewonnenen Einsichten Konsequenzen zu ziehen. Sabina wusste, dass ihre Schwester ihr, was das anging, einen Schritt voraus war. »Die Susi hat viele Dinge schon verändert in ihrem Leben, die ihr auf jeden Fall helfen – und ich eben noch nicht. Aber ich weiß ja auch noch nicht, wohin. Da ist jetzt kein großer Karton, den ich aus meinem Haus schaffen muss, sei es, den Job wechseln oder alle meine Freunde gegen andere eintauschen... sondern es sind kleine Dinge, von denen ich mich trennen muss und will, um irgendwie weiterzukommen.« Sabina wusste, dass noch ein harter und steiniger Weg vor ihr lag – aber der Anfang war gemacht, und die Richtung stimmte.

Doch beim nächsten Wiegen erwartete Sabina ein echter Schock. Trotz all ihrer Bemühungen hatte sie schon wieder zugenommen! Damit hatte sie nicht gerechnet. Die Waage zeigte 111,3 Kilo an, also fast vier mehr als beim letzten Mal. Und was am schlimmsten war: Sie wog nun mehr als zu Beginn der Diät – damals hatte sie 108,7 Kilo auf die Waage gebracht.

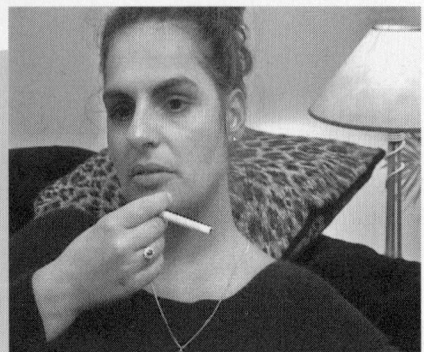
Sabina ist deprimiert und ratlos.

Dafür hatte sie sich jetzt über ein Jahr lang abgerackert – und nun das!

Sabina setzte sich erst einmal hin und schlug die Hände vors Gesicht. Ihre Freundinnen versuchten sie zu trösten, denn sie konnten ihre Verzweiflung gut nachempfinden. Sie alle waren schon mal in einer ähnlichen Situation gewesen – und hatten sich genauso deprimiert und ratlos wie Sabina gefühlt.

Doch so schwer es in solchen Momenten auch fiel – man durfte einfach nicht aufgeben. Sabina entschloss sich nun zu einem schweren Schritt und begann eine Therapie.

Heike S. war als Nächste dran. Auch sie hatte zugenommen. 4,6 Kilo, das war eindeutig zu viel, trotz Schwangerschaft. Heike H. erging es nicht viel besser, sie hatte leicht zugelegt, während Heike M. etwas abgenommen hatte. Die beiden waren jetzt genau gleich schwer, aber als erfreuliches Ergebnis konnte man das noch lange nicht bezeichnen.

Auch kleine Erfolge zählen.

Als schließlich Susanne auf die Waage stieg, erwartete ihre Schwester ein weiterer Schlag. Susanne hatte stolze acht Kilo abgenommen. Bei ihr schienen die überflüssigen Pfunde nur so dahinzuschmelzen. Als sie Sabinas versteinerte Miene sah, konnte sie sich über ihren Erfolg gar nicht mehr so recht freuen. Susanne wog jetzt 111,5 Kilo – fast genauso viel wie Sabina. Nur 200 Gramm trennten sie noch voneinander.

Dass Susanne eines Tages weniger wiegen könnte als sie, war für sie immer schon ein absoluter Alptraum gewesen, doch wenn sie beide so weitermachten, war es bald so weit.

Das eigene Wohlfühlgewicht erreichen

Susanne schwebte wie auf rosa Wölkchen. Seit Beginn der Diät hatte sie immerhin schon fast 46 Kilo abgenommen. Das war eine gewaltige Leistung. Und natürlich hatte sich ihr Körpergefühl dadurch erheblich verändert. Sie war zwar noch weit von ihrem Ziel entfernt, unter die Hundert-Kilo-Grenze zu gelangen, aber wenn es bei ihr so gut weiterlief, war das nur noch eine Frage der Zeit.

Und man merkte ihr auch an, dass es ihr gut ging. Besonders stolz war sie darauf, dass sie eine Aufgabe übertragen bekommen hatte, die aufregend, spannend und ganz neu war.

Die Chefeinkäuferin eines großen Kaufhauses, die für ganz Deutschland zuständig war, hatte sie angesprochen und gefragt, ob sie nicht einmal Lust hätte, sich ein paar Musterproben und Stoffe anzuschauen. Aus diesen Materialien sollte dann die neue Kollektion für große Größen angefertigt werden.

Und Susanne als schicke Dicke sollte etwas Pfiff in die Sache bringen und ihre Tricks verraten, worauf sie beim Einkaufen achtete. »Was ich wirklich gerne anziehe, das sind weite Oberteile, damit ich den Umfang überspiele. Sie müssen immer über den Bauch reichen. Und dann nehme ich einen schmalen, geraden Rock dazu.«

Susanne hatte schon immer ihren ganz eigenen Kleidungsstil gehabt, und sie kannte weder Scheu vor leuchtenden Farben noch vor auffälligen Mustern. Schließlich wollte sie sich nicht verstecken – aber auch nicht verkleiden. »Für mich ist immer wichtig, dass ich eine durchgehende Linie habe. Ich mag es halt nicht, wenn ich ein T-Shirt anhabe und darunter eine Hose. Ich finde, es streckt einfach immer viel mehr die Optik, wenn ich durchgehende Sachen anhabe.«

> **Ich finde, es streckt einfach immer viel mehr die Optik, wenn ich durchgehende Sachen anhabe.**
>
> Susanne

Noch hatte Susanne ihr Traumgewicht nicht erreicht, und ein paar Pölsterchen kaschierte sie gerne geschickt mit einem raffiniert geschnittenen Kleidungsstück. Sie liebte Mode, und sie liebte es auch, sich herauszuputzen – je nach Lust und Laune, passend zu ihrer jeweiligen Stimmung.

Und Susanne hatte gelernt, sich so zu akzeptieren, wie sie war. Sie griff nicht mehr nach den Sternen, sondern sie wollte ein realistisches Gewicht erreichen – eines, das sie dann auch würde halten können. »Ich habe früher immer nur gesagt, ich möchte eine Prinzessin sein und eine zarte Feder und 65, 60 Kilo wiegen... Und ich bin schon dank-

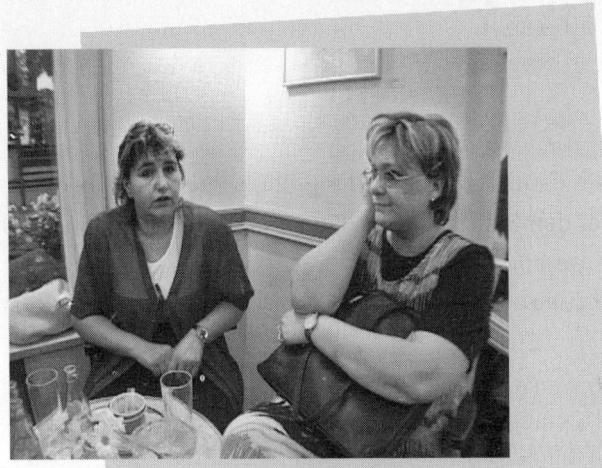

Ihr Wohlfühlgewicht haben sie noch nicht erreicht.

bar, dass ich den Schritt für mich jetzt gefunden habe, dass ich sage, hey, wenn ich 85 Kilo wiege, das ist okay, das kann ich mir vorstellen...«

Sein eigenes Wohlfühlgewicht zu finden, das war das Ziel der fünf Freundinnen aus Essen. So ganz hatte es noch keine von ihnen erreicht. Sie hingen alle noch Träumen und Idealvorstellungen nach, die so vielleicht gar nicht wünschenswert waren.

Besonders Sabina setzte sich immer wieder so sehr unter Druck, dass sie lediglich das Gegenteil von dem erreichte, was sie eigentlich anstrebte. Ganz wichtig war es, trotz immer wiederkehrender kleiner oder größerer Rückschläge durchzuhalten und weiterzumachen. Das Abnehmen funktionierte nur, wenn man sich kleine, erreichbare Ziele steckte.

Dementsprechend sah auch Susannes Abnehmtipp aus – und sie hatte schließlich von allen fünf Frauen mit Abstand am meisten Gewicht verloren. »Ganz wichtig war, in Fünf-Kilo-

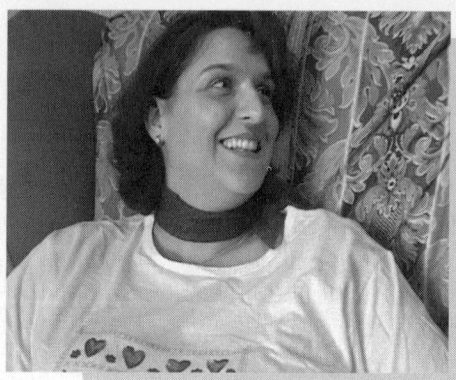
Heike S. freut sich auf die Geburt ihres Babys.

Schritten zu denken. Wenn ich über die 100-Kilo-Fettmasse, die ich abnehmen musste und teilweise noch muss, nachgedacht hätte, wäre ich schier verzweifelt, aber fünf Kilo als Ziel, das ging. Man darf auch nicht jeden Tag auf die Waage gehen.«

Susanne war zufrieden mit dem, was sie bisher erreicht hatte. Natürlich hatte ihr auch der Rückhalt der Gruppe viel Kraft gegeben. Sie wollte auf jeden Fall weiter abspecken – und es gab noch ein paar Wünsche, die sie sich unbedingt erfüllen wollte. Doch immerhin trug sie mittlerweile schon mal eine Hose und fand, dass sie in Dessous besser aussah als zuvor.

Heike H. und Heike M. waren mit ihrem bisherigen Erfolg noch nicht zufrieden, aber immerhin hatten sie zumindest zeitweise die magische Hundert-Kilo-Grenze unterschritten und schienen dieses Gewicht auch mehr oder weniger halten zu können.

Heike S. wollte nach der Geburt ihres Babys die Diät fortsetzen – und dann mit neuem Elan. Aber ganz wichtig war für sie, dass die ganze Sache auch ein bisschen Spaß machte. Zu sehr sollte man sich nicht unter Druck setzen. »Das einzige Ziel, welches man sich bei so genannten Diäten setzen sollte, ist, durchzuhalten und die Freude am Leben nicht zu verlieren.«

Sabina war diejenige, die seit dem Beginn der Diät die meisten Rückschläge hatte einstecken müssen. Trotzdem resignierte sie nicht, sondern stellte sich als Einzige ausgiebig und schonungslos die Frage nach dem ›Warum‹. »Ich erforsche jeden Tag mein Essverhalten. Warum habe ich heute meinen Diättag durchgehalten und es gestern nicht geschafft? Selbstbeachtung und Selbstachtung sollten die Oberhand gewinnen. Und motiviert bin ich durch das Leben selbst, es ist aufregend, undurchschaubar und hat noch so viele Überraschungen zu bieten.«

Alle fünf Frauen wollten weiterhin abnehmen – und das gemeinsam. Denn längst waren sie nicht nur Leidensgenossinnen, sondern Freundinnen, die gemeinsam wirklich durch dick und dünn gingen.

Aus Leidensgenossinnen sind Freundinnen geworden.

Das **ABC** des Abnehmens

Baby
Ein überzeugender Grund zuzunehmen. Da darf man sich über jedes Gramm freuen.

Beine
sollte man mühelos übereinander schlagen können.

Bistro-Stühle
Folterinstrumente für Dicke. Unbequem und zu eng. Schluss mit der Diskriminierung durch einseitige Bestuhlung!

Currywurst-Pommes
Was muss, das muss.

Dick sein
gehört für viele seit langem zum Selbstverständnis dazu. »Dick sein kann auch als Entschuldigung für viele Dinge im Leben gelten, die nicht funktionieren.« (Susanne)

Disziplin
Leichter gesagt als getan.

Einkaufsflash
Schlimm, schlimm. Meistens wird das Eingekaufte aus Frust über die Tat auch direkt aufgegessen. Was wiederum zu neuem Frust führt.

Einkaufswagen
Sinnbild für gähnende Leere, die gefüllt werden will. Damit

muss jetzt Schluss sein. Nun heißt es, bewusst einkaufen und eingefahrene Kaufreflexe hinterfragen.

Eitelkeit
Mal ganz ehrlich: Der beste Ansporn für eine langfristige Diät! Da kommt auch der Aspekt Gesundheit nicht gegen an.

Ernährungsberatung
kann helfen, über grundsätzlich falsche Strukturen in der eigenen Ernährung nachzudenken. Kann aber auch ganz schön anstrengend werden. (siehe Disziplin)

Euphorie
begleitet jedes kleinste Erfolgserlebnis. Vorsicht: darf nicht überschätzt werden.

Fitnessstudio
Nur keine Scheu, was das Besuchen desselben angeht. Dort trifft man viele Leidensgenoss(inn)en.

Gramm
eignen sich besser als Maßeinheit bei Diäten als Kilos. Letztere sind ungenauer. Und Gramm so viel motivierender ... Also, positiv denken: 1 Gramm abgenommen ist auch schon ein Gewinn!

Heißhungerattacken
Vorsicht! Sie kommen aus dem Hinterhalt. Man sollte vorbereitet sein. Aber: Kleine Sünden sind erlaubt, sollten jedoch in Maßen und ganz bewusst genossen werden.

Hilfe
sollte man sich bei Fachfrau oder -mann suchen, wenn man allein nicht weiterkommt.

Jojo-Effekt
Der Körper sagt: Nein, danke! Ungesund, ungesund, ungesund. Und dazu ein klarer Indikator für die Sinnlosigkeit von Schnell-Diäten. Echte Ernährungsumstellung muss die Devise sein.

Kalorien
nicht aus dem Blick verlieren. Müssen gezählt werden. Da hilft nichts.

Knackpopo
Teil der Traumfigur (Heike H.)

Kontrolle
ist gut, Vertrauen – zu sich selbst! – besser. So lautet das Motto der fünf im Kampf gegen die Kilos.

Leidensgenossen
Wichtige Hilfe! Unterstützen mit der berühmten Schulter zum Ausweinen und motivieren bei Rückschlägen.

Mannequin
Maßeinheit für Kilos, die innerhalb einer bestimmten Zeit im Verbund weggehungert wurden.

Milchschnitten-Alarm
Fachbegriff für grenzenloses Verlangen nach einem die Nerven beruhigenden Snack. Tritt vorzugsweise nachts auf.

Motivation
So vielfältig wie die Persönlichkeit der Menschen, die Abnehmen wollen: Mal wieder sein eigenes Schlüsselbein betrachten können, die Beinen übereinander schlagen, sich einen

taillierten Blazer gönnen können, den langen Atem für Fahrradtouren aufbringen, das Brautkleid in Größe 38 usw. Jeder muss selber seinen persönlichen Grund finden, der ihn anspornt.

Reue
ist unser ständiger Begleiter bei jeder Diät. Daher freundet man sich am besten gleich mit ihr an.

Schmerzensblatt
Tabelle, in die regelmäßig alle Messergebnisse gnadenlos eingetragen werden. Hier zeigt sich oftmals leider die Wahrheit in ihrer ganzen Härte.

Selbstbewusstsein
heißt: zum eigenen Körper stehen. Ob man nun dick oder schlank ist.

Sport
Notwendiger Begleiter einer Diät. Aber: Sportliche Betätigung macht erst nach zwanzig Minuten Sinn. Denn erst dann beginnt der Körper Fett zu verbrennen Bei regelmäßiger Ausübung macht die Sache sogar Spaß!

Stress
Schlimmster Feind einer Diät. Denn: Stress will gefüttert werden.

Süß
tröstet. Aber nur für kurze Zeit.

Taille
Körpermitte, die auch als solche zu erkennen sein sollte. Das meint zumindest Susanne.

Tanz
Eine schöne Art der Bewegung, die Spaß macht: Einfach alle Kilos wegtanzen, vielleicht funktioniert es ja!

Traumfigur
gibt es nicht. Von Mode und Werbung kreiertes, fragwürdiges Phantombild.

Verlieben
kann als Erfolg versprechende Methode des Abnehmens nur empfohlen werden. Da rücken alle Gedanken ans Essen in den Hintergrund!

Waage
Grausam, aber notwendig. Mal Verbündete, mal Gegnerin. Angeblich unparteiisch, was aber durchaus bei manchen Messergebnissen angezweifelt werden darf!

Walken
Entmutigt nicht so schnell und gründlich wie der Dauerlauf und schont die Gelenke.

Wohlfühlgewicht
ist eine individuelle Angelegenheit. Es zu erreichen sollte das Ziel jeder Diät sein. Realistisch bleiben und keinem fragwürdigen Schönheitsideal nachjagen.

Zweifel
kommen regelmäßig. Lohnt sich die ganze Quälerei überhaupt? Ist man nicht auch so schön, wie man ist?

100 kleine Diättipps, an die niemand denkt –
schnell und effizient!

Schlank sein ist schön, aber nicht um jeden Preis.

Jeder träumt davon: Schlemmen ohne schlechtes Gewissen. Mit diesen 100 kleinen Tricks und Tipps können Sie Ihr Idealgewicht ganz einfach halten und auch schnell mal ein paar Pfunde purzeln lassen. Denn sie funktionieren, sind gesund und dazu noch ganz einfach in einen normalen Tagesablauf zu integrieren.

Natürlich schlank werden und schlank bleiben – ohne wochenlange Qual und ständiges ungesundes Hungern. Die RTL II Moderatorin Anja Ellermann macht es Ihnen vor. Machen Sie mit!

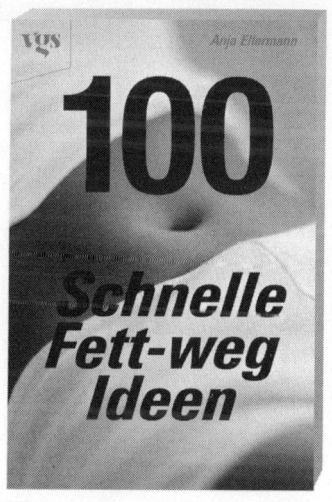

109 Seiten, zahlr. Abb.
ISBN 3-8025-1448-3

vgs verlagsgesellschaft, Köln

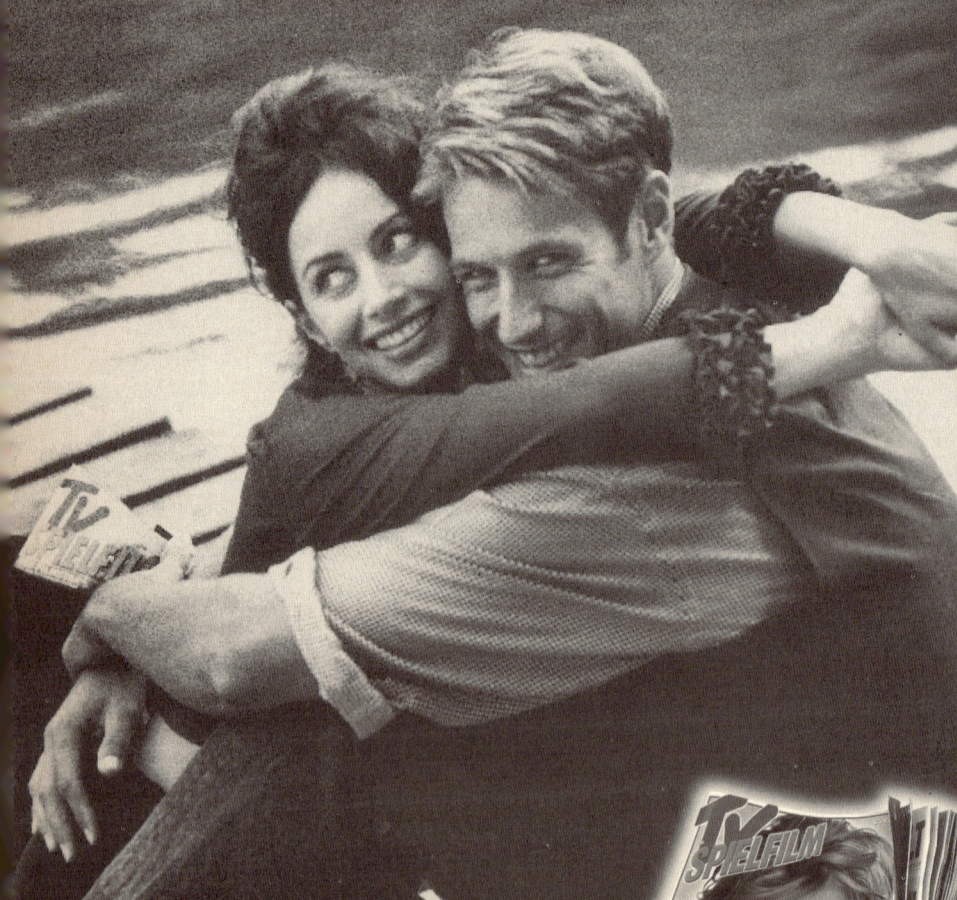